释颢◎编著

撑脱

史上最强劲的心灵越狱计划

ZHANGTUO

SHISHANG ZUIQIANGDE XINLING YUEYU JIHUA

中国華僑出版社

图书在版编目（CIP）数据

挣脱：史上最强劲的心灵越狱计划/释颢编著．—北京：中国华侨出版社，2012.1（2021.4重印）
ISBN 978-7-5113-2088-9

Ⅰ．Ⅰ．①挣…　Ⅱ．①释…　Ⅲ．①心理保健-通俗读物
Ⅳ．①R161.1-49

中国版本图书馆CIP数据核字（2011）第267007号

●挣脱：史上最强劲的心灵越狱计划

编　　著/释　颢
责任编辑/梁　谋
封面设计/纸衣裳书装
经　　销/新华书店
开　　本/710×1000毫米　1/16　印张18　字数212千字
印　　刷/三河市嵩川印刷有限公司
版　　次/2012年3月第1版　2021年4月第2次印刷
书　　号/ISBN 978-7-5113-2088-9
定　　价/48.00元

中国华侨出版社　北京朝阳区静安里26号通成达大厦3层　邮编100028
法律顾问：陈鹰律师事务所
编辑部：（010）64443056　64443979
发行部：（010）64443051　传真：64439708
网　址：www.oveaschin.com

Preface

前言

“单位裁员，我又失业了，心里十分郁闷。”

“只是由于一件小事，我们就分手了，内心觉得十分痛苦。”

“在办公室里没有人理我，有的人还对我冷嘲热讽，简直令我气愤至极。”

“因为一个发展战略的失误，公司陷入了困境，我感觉非常失败。”

……

在现实世界中，很多人可能也会经历与以上相似的挫折、困难或者令自己不开心的事情。

当沉重的压力向人们侵袭的时候，当不良的情绪徘徊在人们身边的时候，当膨胀的欲望在人们心底滋长的时候，原本淡定、宁静的心灵就开始变得无处安歇，在饱受束缚中变得躁动不安。

在外在的压力以及内在的欲望相互交织侵袭之下，人们失去了健康的身体、温馨的家庭生活、和谐的人际关系以及积极的工作态度，带给自己的只是自卑、恐惧、抱怨、孤独、嫉妒、愤怒、焦虑等心灵毒药，它们侵害着我们的身心，助长了邪恶的欲望，让人们

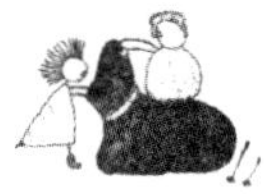

彻底沦为了生活的奴隶，使心灵严重的扭曲。在心灵的煎熬中，人们在各自的人生旅途中不仅输掉了自己的事业，更迷失了自我。

有位心理学家曾经说过："心态是人们真正的主人，要么你去驾驭生命，要么是生命驾驭你，而你的心态将决定谁是坐骑，谁是骑师。"因此，当人们的心灵饱受禁锢的时候，想要实现心灵的越狱，就要积极改变自己的心态，如此便能重塑全新的自我。因为再重的枷锁也锁不住自由的心灵。

内心多一些感恩，多一些感谢，束缚在自己身上的心灵枷锁便能慢慢松脱；内心多一些淡定，多一些昂扬向上的心态，便能摆脱内心的焦躁与不安；内心多一些包容，多一些宽和，人们的心灵便能重新得到放飞。

修炼自己脆弱的心灵，建立起强大的心灵气场，人们就会从苦役般的职场中解脱出来，也可以在社交中练就一身左右逢源的本领，更能够让自己的生活变得更加和谐、更加幸福。

总之，人的一生是在跌宕起伏中度过的，有趣味，也有无奈；有平川，也有险阻；有高潮，也有低谷；有成功，也有失落。无论如何，当自己的身心受困、难以摆脱心灵的枷锁时，不妨试着让自己静下心来，治愈受伤的心灵，如此你或许就会发现你的心灵已经成功"越狱"了。

Contents

目录

上篇　炼狱篇

——再重的枷锁也锁不住一颗自由的心

中篇 行动篇

——平静的心灵可以产生强大的气场

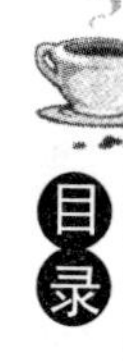

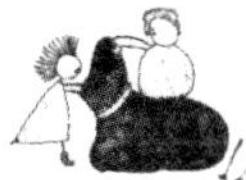

下篇 释怀篇

——摆脱困惑纠缠，享受自在人生

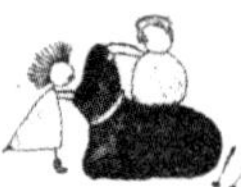

上篇 炼狱篇

——再重的枷锁也锁不住一颗自由的心

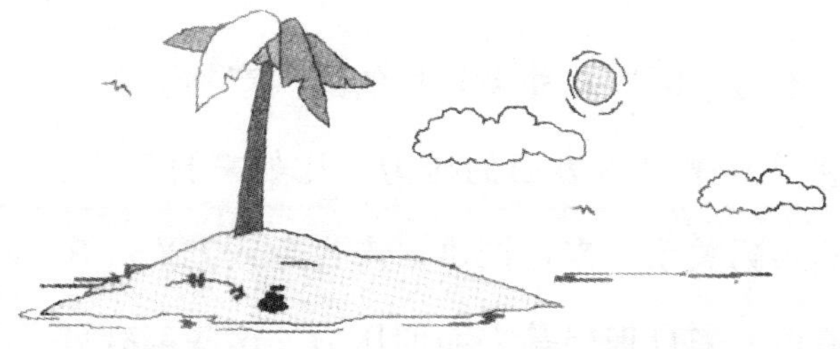

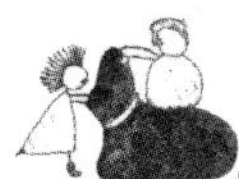

第一章　沉重的压力让心灵无处安歇

当社会竞争越来愈激烈之时，人们不可避免会遭遇各种各样的压力。因为沉重的压力，我们在职场上变得精疲力竭；因为压力，我们的家庭生活变得不再和谐；因为压力，我们的人际关系也不再协调；因为压力，我们更失去了幸福和健康的生活。

如若我们无法排解掉这些压力，那么曾经灵动的心灵就会遭受禁锢，甚至于发生严重的扭曲，最终令我们的心灵难以得到安歇。

压力无时不在，无处不在

在社会生活的节奏不断加快的同时，各种压力也逐渐侵入了人们的生活之中，它们不仅影响了人们的身体健康，对于心理也产生了不可估量的负面影响。

实际上，压力是各种矛盾、摩擦和冲突累积的必然产物。在日常生活中，人们时时能感受到来自各方面的压力，比如来自工作，来自责任感，来自复杂的人际关系，来自同事，来自金钱方面，来自知识技能，来自内心追求，来自理想等方面的压力。这些都有可能让自己因重压而变得紧张、急躁、烦恼、忧郁、愁闷。

当人们难以忍受重复不断的工作，对创业又心存畏惧，也不敢放弃自己那稳定的收入的时候，当自己与家人的交流出现问题的时候，当夫妇之间的感情出现裂痕的时候，压力就已经在不经意间显露出来，人们因为压力而逐渐失掉了愉悦的心情，取而代之的是消极的情绪。

即使是日常看惯了的事物，比如那些杂乱无章的办公桌，好像永远也做不完的工作，家里还没有打扫的房间，熟悉得不能再熟悉的家人，当人们看到这一切也可能会变得愈加烦躁。

在事情发展顺利的时候，人们同样能感到巨大的压力。亲朋、好友对你很友好，但你却疑虑重重；干净整洁的房间可能也会令你感到非常不自在；日常往来的同事、邻居也可能让自己感受到压力的存在。

压力是无处不在，无时不在的。因为压力，人们的内心不再平静，心境不再平和，事业不再平顺，爱情不再甜蜜，友谊也不再牢固。一旦压力过大，人们的精神世界就会有崩溃的危险。

有匹骆驼搬运东西的能力十分出众，而且干活时任劳任怨，深得主人的喜爱。一日，主人想：我的骆驼既然拥有如此充沛的精力和巨大的体力，我就一定要物尽其用，能一次搬运走的东西尽量不分两次搬运。因此，他计划测试一下自己的骆驼究竟能承载多大的重量。

于是，主人找来一捆稻草放在骆驼的背上，骆驼表现得是气定神闲。然后，主人又加了一捆稻草，骆驼仍然没有什么反应。主人

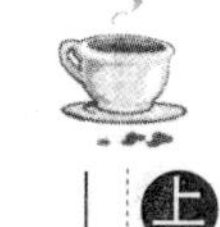

便不断地加上一捆，再加上一捆……

到后来，主人只剩下一捆稻草了，而此时的骆驼就像是驮了一座小山，依旧还是好好地站在那里。主人不禁十分得意，心想再加一捆稻草，骆驼也肯定会安然无恙，因此就随手把最后一捆稻草也放在了骆驼的背上。没想到就在这一瞬间，这匹高大、强健的骆驼居然一下子就倒下了。

是那最后一捆稻草压垮了强大的骆驼吗？答案是否定的，实际上归根结底还是来自于前面累积的一捆捆稻草。通过这个寓言，我们就能明白无论是人，还是动物，即使拥有再大的能力，也会有一个承载的极限，如若一味地给他/它施加重荷，他/它终究会被压垮。

在人生路上，其实人们都在背负着这样的“稻草”艰难前行，虽然单单一捆“稻草”并未见得沉重，不值得忧虑。但是，当它们累积到一定程度的时候，也会像压垮骆驼一样压垮我们的身体，摧毁我们的内心世界。而这一捆捆的“稻草”就是遍布生活各个角落的压力。

事实上，人就生活在各种压力源中，每个人都要经历不同种类或来自不同方面的压力，没有人能完全逃避压力的袭扰，压力也成为了人们一种必须要面对的生活方式。但是，这并不意味着在压力来临的时候，我们会坐视不理，任其损伤我们的身体、情绪或者精神。

如何应对压力，如何调节压力带给自己的影响，这已经成为了现代的人们必须要面对并加以解决的重要课题。

有的人面对微不足道的压力就会动摇，甚至丧失自己的心理防线；有的人却能较好地处理不断出现的压力，即便是面对极其沉重的压力也能镇定自如，潇洒自由。

其实，事物都是相对而言的。压力虽然会让人失落，但也可能是一种挑战与机遇，它能激发人们积极奋进，从而发挥出自己最好的水平。而且对许多人来说，没有压力，人生便显得索然无味，便失去了意义。

常言说得好：井无压力不出油，人无压力轻飘飘。适度的压力不仅无害，反而还能促成一个人的进步，促成一个人取得事业的成功与辉煌。

科学家用很多铁圈箍住了一个小南瓜，目的是为了观察南瓜长大能承受多大的压力。

开始的时候，人们估计南瓜能够承受的最大压力为500磅。但是，在试验的第一个月，他们就发现南瓜承受的压力已经达到了500磅。到了第二个月，在1500磅的压力下，南瓜仍然在正常地成长。当它承受的压力达到2000磅时，人们惊异地发现，南瓜外面的铁圈被撑开了，他们只好给铁圈继续加固。等到整个南瓜承受了超过5000磅的压力后，南瓜皮才破裂。

人们在打开破裂的南瓜后，发现它已经无法食用了。这是因为南瓜为了突破包围它的铁圈，其内部充满了坚韧牢固的层层纤维。而为了充分吸收养分，它的根部也在往不同的方向全方位地伸展，长度居然超过了2.5米。

一个南瓜本来是极为平常而脆弱的，而在外在的环境改变之后

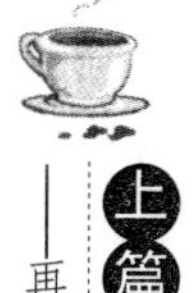

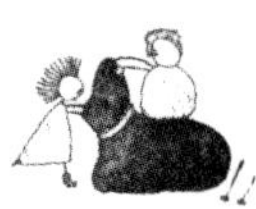

居然变得如此坚韧，忍受住了难以想象的巨大压力。它给予人们的启示就是：拥有压力并不意味着就是失败，相反它能够让人们变得更加坚强，让人们不断完善自己，从而使人激发出无穷的潜力。

总之，适度的压力对人是有利的，而过度的压力则是有害的。因此，人们应当学会积极面对压力，学会将压力调整到最适合自己的范围，这样一切压力就不再是问题和困扰，只是自己的幸运罢了。

压力是健康生活的魔鬼终结者

当今社会，压力是无处不在的。相信很多人都会有这样的体验：一旦生活中的压力变大，自身的抵抗力随之下降，人就很容易生病。实际上，生活中的压力确实会影响人的身心功能，很有可能引发一些疾病，从而危害人体的健康。

当压力来临的时候，有的人会变得情绪激动或急躁不安，而有的人会变得无精打采或者郁郁寡欢，还有的人会变得消极冷漠或孤僻离群。然而，很多人对来自外界的压力会假装不见，好像根本没有遇到压力似的。如果他们有了不高兴的事情，比如感情失败、工作不顺、未能达到预期的目的时，他们会加以否认，时间一长，自然就会引起严重的病变。

科学家通过长期的研究发现，压力能够促使人的血压升高，诱发心脏动脉的痉挛或突然收缩；破坏大脑对心搏率的控制，造成心律失常，冠心病人甚至可能死亡；压力激素会间接促进血栓的形成，导致心脏病的发作。由此可见，压力是破坏健康生活的魔鬼。

同时，压力还会直接影响人们的处事方式，有时即使是一丁点的压力也可能会妨碍日常事务的完成。

人们曾经对一家老人疗养院进行过如此的试验：研究人员给住在同一层楼上的47位男女病人以一定的自由，每个人都自行决定选择自己的朋友，自行决定如何来美化他或她自己的房间，以及哪个晚上去看电影等。

而对于住在另一层楼上的44位病人，则照顾得无微不至。研究人员对他们说："你们自己不需要做任何事情，想要什么，只需告诉我们，到时我们会给你们办到的。"

一段时间过去了，独立生活的那一组病人看上去过得很开心，所以显得非常健康，非常活跃。又过了一段时间，他们中只有7人死亡，而被照顾得周到的那一组中则有13个人死去。

在上文中，独立生活的老人由于逐渐适应并排解掉生活中的压力，所以才会健康；而被照顾得周到的老人则在心理压力或不良情绪的影响下变得脆弱，因而引发了疾病。所以说，人们要学会像照顾自己的身体那样来保护自己的心理健康，永远保持轻松、乐观以及自信的健康心态。

在现实世界中，我们可能会感到不快，甚至是烦躁。在家中，孩子功课不好，又不用功读书；在单位里，上司总是莫名其妙地冲你发火，为一件微不足道的小事就对你大吼大叫；在大街上，一个

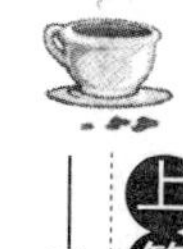

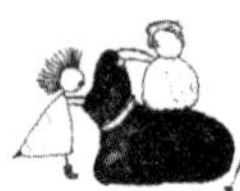

人走路匆匆忙忙，把你唯一一双能够算得上漂亮的鞋子踩上一个大大的脚印，还骂骂咧咧地说你挡了他的路……

就是这些或大或小的事情令我们气愤异常，令我们失掉了快乐的心情，令我们平添了更多的心理压力。但是，你或者没有意识到，生气其实是毫无意义的事，它不但破坏了自己与周围人的关系，还影响了自己的身心健康。要知道，生命的茁壮不仅仅是对抗严峻、残酷的挑战，还在于对细微小事的免疫。

有一棵大树的残骸躺在美国科罗拉多州长山的山坡上。自然学家说这棵树曾经有过400多年的历史。在它漫长的生命历程里，虽然被闪电击中过十几次，但是却始终屹立不倒。

然而到最后，一群甲虫的攻击却彻底使它永远倒在了地上。甲虫个体虽小，但却是持续不断地攻击。大量的小虫从树根部向里咬，渐渐地就咬伤了树的元气。

就这样，这棵立在森林中几百年不倒的骄傲巨木，岁月不曾使它干枯，电闪雷鸣不曾将它击倒，狂风暴雨不曾将它动摇，却由于无法对抗一小群用大拇指或食指就能压死的小甲虫，最终倒了下来。

看到这样一个故事，你是否意识到我们人类其实也像森林中那棵身经百战、不屈不挠的大树一样？在成长中，无数的挫折与艰辛让我们变得愈加坚强与成熟，即便是经历生命中的无数狂风暴雨和闪电袭击，也都勇敢地撑过来了，但是我们的生命里那些无数企图在不知不觉中击倒我们的“小甲虫”却令我们功败垂成。因此，为了我们自己的身心健康，为了自己的大好前途，请不要忽视那些小小的压力，不要为小事而随意动怒。

实际上，人在这个世上只有几十年的时间，要吃饭，要睡觉，要学习，要休息，还要工作，除去这几项必做的事情之外，所剩下的时间本来就没有多少了，那为何还要让那些负面情绪和压力来占据自己本来已经很小的生活空间呢?

在沉重的压力的影响下，天才流于平庸，崇高沦为低俗，美好变得龌龊，健康转为疾患。因此，为了保持我们的活力，为了使健康不再受到威胁，我们就应当挥起轻松之剑勇敢地向各种压力挑战，让我们的健康生活得到强有力的保障。

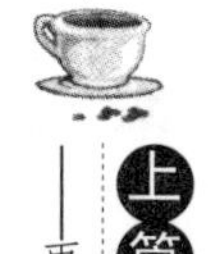

重压让上班族精疲力尽

现代社会竞争日趋激烈，工作生活节奏高度加快，人们遭受的压力越来越大，内心的负担也越来越重，这使得职场中的人们出现了各类心理问题。

葛先生是一家大型贸易公司的市场部经理，他对工作总是要求尽善尽美。这让他的下属感觉非常疲劳。而葛先生自己经常是长时间地看着客户发来的订货传真或者公司职员的业务报告，同时他还亲自制定了“年度业绩总数上升图”、“个人业绩指数表”等图表挂在办公室。每到周末，他就会下意识地给下属打电话询问公司的业务情况。其实，葛先生也知道这样不好，然而就是难以控制

自己。

孙小姐在一家外资公司当秘书。不知道从什么时候起，她每起草完一份合同文案，总会亲自再看数十遍，而且是逐字逐句，甚至标点都要念出声。即便是躺在床上，孙小姐还觉得文案中出现了错别字，好几次竟然在半夜的时候回到办公室看文案是否有错误。

实际上，以孙小姐、葛先生为代表的职场人士，他们都面临着工作压力大、竞争环境激烈、淘汰率高等特点。在这种压力重重的环境下，人们很容易出现内心脆弱、急躁、自制能力差、偏执、苛求完美等心理。

在竞争激烈的职场环境下，有些人总会给自己制定一些不切合实际的目标，一味地强迫自己或者周围的人去达到某个目标，然而他们最终还是在现实与目标的差距中挣扎着。还有一些人对工作中出现的问题没有能力解决，或者长期缺乏来自上司的支持与鼓励，抑或是长期全力投入工作而缺乏必要的锻炼等，这些都可能让人们精疲力竭。

超过身体负荷的工作或者工作上的沉重压力，会使人们失去原有的自信，感到沮丧或者感觉毫无希望，人们在精疲力竭中逐渐丧失了自己拼搏的正确方向以及曾经为之努力的梦想，甚至彻底迷失了自我。

在压力的诱导下，精疲力竭的人们不再拥有幽默感，神经总是绷得紧紧的；长时间地疯狂工作，总是不能按时休息或者饮食；常常感到厌倦无力，肌肉紧张，而且容易生病；对工作充满了畏惧感，不合群；烦躁、易怒，容易丧失自尊与自信，害怕承担责任，一旦出现问题就责备他人等。这就是压力导致的后果。

那么，我们怎样才能知道自己是否陷入精疲力竭之中了呢？下面我们来做一个测试。

1. 你的工作效率衰减了吗？

2. 你已对工作失去兴趣了吗？

3. 你感到疲惫或虚弱吗？

4. 你经常头痛吗？

5. 你睡眠有问题吗？

6. 你会感到呼吸短促吗？

7. 你的心情经常改变或沮丧吗？

8. 你很容易就生气吗？

9. 你比以前更会疑神疑鬼吗？

10. 你使用太多药物（像镇静剂或酒精）来改变你的情绪吗？

11. 你变得更加挑剔自己和别人吗？

12. 你做得很多，但真正做完的很少吗？

对于以上这些问题，假如你回答“是”的问题超过6个，那么就表明你已经处在精疲力竭的边缘了，这时你就应该尽快想办法来解决，缓解自身的压力；假如你回答“是”的问题超过10个，那么就表明你已经陷入“精疲力竭”之中，身上的压力已经十分严重了。

如若人们因为各种压力已经精疲力竭，那也没有必要惊慌，更不能一味地逃避，正确的做法应该是：接受它、正视它、分析它，然后运用压力管理的方法来改善它。同时，人们更应当对自己充满

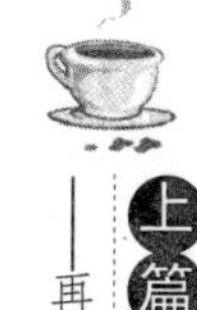

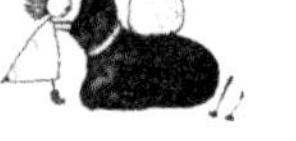

信心，相信自己一定可以做到。

总之，身在职场就必然会遭受各种压力，也有可能变得精疲力竭，如果出现了这种情况，就要认真加以对待，以积极的、健康的心态来缓解压力，从而彻底将自己从精疲力竭中解救出来。

重压使家庭失去和谐

有人说家庭是人们最后的避风港，可见家庭对一个人是多么重要。但是，家庭不可能永远是温馨、快乐的，也有可能受各方面压力的侵扰。

研究发现，家庭中或围绕着家庭的压力主要来源于伴侣、孩子、家庭安排以及环境对家庭的抑制等方面。来自伴侣与孩子的压力，主要是因为家庭成员之间在性格或兴趣方面的冲突造成的；来自家庭安排而带来的压力，经常与伴侣和孩子的压力有关，一般是家庭琐事过多而时间又过少所导致的；而环境压力则是多种多样的，可能来自于嘈杂的邻居，来自于道路或建筑工程，或者来自于经济的困扰等方面。

想要化解家庭生活中的种种压力，既要学会迁就、尊重与理解，又要让自己的家庭生活有一个合理的分工，更要学会调整心态来应对这些随时可能出现的压力。

范女士结婚有好几年了，在结婚以前，她的男友对她十分疼爱，常常送她小礼物、卡片等一些有情趣的小物件，情书也是往来频繁，使她感到十分幸福，觉得自己找到了能够终身依靠的人。

结婚初期，范女士就成为了专职主妇，每天的工作基本上就是做家务、逛街等。老公的工作异常繁忙，根本无暇顾及她的内心感受，熟悉的朋友们又都要上班，没有一个人能够陪她消遣，因此她感觉越来越苦闷，在时光的流逝中觉得自己慢慢变老了。

在结婚后的几年时间里，老公的工作越来越忙，对她也变得越来越冷淡，更令她生气的是他竟然忘记了他们的结婚纪念日和她的生日，因此范女士非常难过。她开始怀疑：丈夫不再爱自己了吗？是不是另有新欢了？

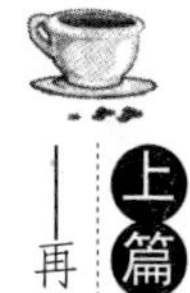

自己的丈夫是不是有了外遇？自己为什么总是感到被忽略？自己为何总有操不完的心？相信很多像范女士一样的女人都会哀叹做女人难，做女人累。实际上，这些焦虑、操心往往是自己给自己施加的不必要的压力，只要走出迷失自己的心理误区，人们就会发现海阔天空，就会发现生活原本可以更精彩。

其实，女人与其在那里胡思乱想，还不如不断完善自己。有的女性有心胸狭隘、多疑、偏执、完美主义、情感脆弱等缺点。她们不仅是对自己的配偶缺乏信任，对自己更是缺乏自信。但是相对于男人，女人更具有细致、认真、敏感等优点。所以，她们只要充分发挥自己的优势，避免自己的缺点，就能够阻挡来自外界的压力，从而拥有一个美好的人生。

家庭的压力可能来自配偶，可能来自孩子，也可能来自双方的父母，更有可能来自多重因素。

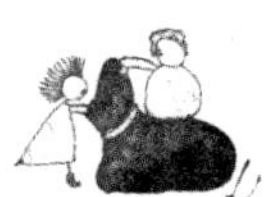

周先生现在正是年富力强干事业的时候，但是近一段时间却是“老”态尽显。在单位上班的时候心烦意乱，没精打采；在休息的时候，同事好友组织出去旅游休闲，以前周先生总是会积极参与，但现今是能躲就躲。对此，朋友与同事是疑惑不解。

实际上，周先生之所以会变得烦躁不安，其主要的原因还是由于家里的妻子与孩子太不让自己省心，然而这些牢骚又不知道该对谁讲。

周先生的儿子学习成绩一直很好，因此他也就没把孩子上学的事儿放在心上，谁想到儿子毕业考试没考好，费了一番周折只能去家门口的一所中学就读。孩子不想去，妻子在旁边还不停地数落他，因而周先生十分烦恼。因为这件事，夫妻两人没少拌嘴。

让周先生烦恼的还有妻子的唠叨，她总是揪住鸡毛蒜皮的小事不放，还特别爱拿周先生跟别人比。从前总说周先生的工作稳定、效益好，而现在则动辄就嫌弃周先生安于现状，不思进取。从前家务活都是妻子做，周先生从不插手，现在为了让家庭变得和睦，周先生也积极帮着做家务，但是没有一次能让妻子满意过。这让周先生是左右为难。

除此以外，周先生也越来越难以忍受妻子批评自己的父母。婆媳关系原本一直都是非常好的，但几乎也是从去年开始，双方开始了冷战。周先生不知道原因在哪里，只是总听妻子动辄就拿婆婆说事，而父母那边也不断地向周先生抱怨这个儿媳妇不让人省心。

周先生在父母那边也不知该如何去劝，又不能说妻子什么，看着孩子又觉得很不争气，所以变得苦恼万分。

在上文中的周先生可以说是遭遇家庭困扰的典型代表。在现代竞争激烈的社会中，男人一直是处在一种高压的状态下工作、生活，而且往往还要面对着来自父母、妻子、儿女三方面的期待，因此想减压是非常困难的。

实际上，男人在家庭中经常碰到的问题就来自于父母、爱人、孩子这三个方面，而出现问题的根源往往是男人对问题的认识出现了偏差。由于认知上不正确，其他人原本极为正常的举动都会被认为是一种对自己的压力，进而做出错误的行为反应。

例如，妻子爱唠叨差不多是所有男人都曾抱怨过的，但假如只是简单地认为唠叨是无是生非，那么妻子的每次唠叨都只会使你更加烦恼，时间一长自然引发争吵，刺激妻子更加唠叨，从而造成恶性循环。如若我们调整自己的认知角度，关注妻子唠叨的内容，看是希望自己多干些家务，是需要你的爱抚与关怀，是让你多关心一下孩子的成长与学习，还是期望你在事业上有所成就？在明白了妻子的需要之后，你的情绪就能够慢慢平复，也就能以恰当的方式处理问题，最终自己的压力也就得到了缓解。

总之，压力是随处可见的，也是可以轻松化解的，关键就要看人们以什么样的心态、以什么样的角度去缓解压力。一个没有压力、充满支持的家庭生活对自己的事业或者工作都是强有力的帮助。

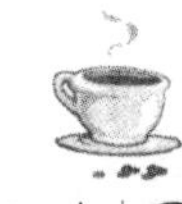

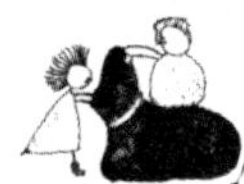

因为压力，人际关系不再协调

在当今生活节奏加快的社会中，现代人在人际关系上普遍承受着巨大的压力，因为人与人的关系是生活中最为复杂的问题，这种关系不仅存在于自己与亲朋好友之间，还存在于同事、上司、客户之间，更存在于自己的“敌人”和陌生人之间。

人际关系是我们生活中的一个重要因素，任何人在生活中都不是孤立存在的，每天要进行许多活动，接触许多人与事。在与他人交往的过程中，人们通过相互交往表达感情，通过互相陪伴欣赏对方，通过聆听、分享、给予、爱、承诺、触摸和拥抱等活动增进彼此的感情，加深彼此的联系，最终使得失衡的关系得以恢复，也使得自己与陌生人之间建立起优良的人际关系。

但是，复杂的人际关系一方面使得我们享受它给我们带来的便利，另一方面也给我们带来了无尽的困扰。为了改善人际关系和生活环境，我们不得不进行大量的活动，并为此付出巨大的代价。

当我们的人际关系面临压力时，自己就会感到孤独、愤怒、沮丧或容易产生误解，甚至有时候自己会感到被所承受的责任彻底压倒，感到精疲力尽，沉重的身心负担使得自己已经没有能力去理解他人的感受。

小李在一家技术公司做业务员。在经过了几个星期的谈判之后，小李终于争取到了一个大客户，客户口头上答应了下单，但同时也要求两天内拿出方案。

兴奋中的小李马上赶回公司，找到了技术部门要求协助此事。他一再叮嘱道："这是个大单，很急的，两天后就要交货，你们快点，要不耽误了事情就不好办了。"

谁知两天后，当小李到技术部门拿结果时，却被告之，这两天活儿太多，还没时间处理他的事情。为此，小李与技术部门的同事大吵一顿后，然后又回头向客户再三赔礼道歉，然而客户却以他们不守信用为由终止了合作。

事后，功亏一篑的小李在愤怒之余是百思不得其解：这明明是公司的业务，但是到了最后却似乎成了他自己的私事一般，这是为什么？

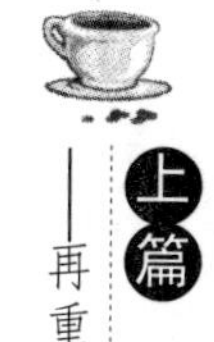

在上文中，小李之所以会遭到来自同事的压力，可以说完全是他不善于处理人际关系导致的。其实，他只要平时多"关注"一下技术部的同事，多了解一下他们的性格特点，多和他们交流感兴趣的问题，多向他们请教，多体谅他们的难处，时间一长，自己的人际关系自然就变好了。

在面对人际关系给我们带来的压力时，一味地愤怒是不健康的。我们要承认压力的存在，应当勇敢地去面对，以理智的心态去慢慢化解，这样压力也许就能成为我们改善关系、广交朋友的一个机遇。

正视问题与压力是改善自身人际关系的重要一步，但是一般人却很难做到。他们选择了逃避，但是如若这样，问题就永远不能得到解决，压力也就永远难以消散。

同时，想要处理糟糕的人际关系，缓解它带给自己的压力，人们就要注意开阔自己的心胸。尤其是刚刚进入社会的年轻人，往往因为不能适应而显得畏缩。而在同事的眼中，这极易被误解为是个高傲的人，如果急于争取表现，更会被认为是野心太大，就会被同事疏远。

还有些人遇到态度蛮横的同事或上司，就心存厌恶，完全拒绝了解对方。但是，这种抗拒的态度在对方看来，完全是一种不尊重的行为，于是在一种恶性循环之下，人际关系永远不能得到改善。

在人际关系中，假如遇到别人给自己难堪，我们也可以用机智去化解不悦，打破僵局，从而避免让自己陷入困窘压抑之中。

有一次，林肯正在进行演讲，一个青年递给他一张纸条。林肯打开一看，只见上面写着一个单词："笨蛋。"

林肯脸上立刻就显露一丝不快，然而他很快又恢复了平静，之后笑着对大家说："我收到过许多匿名信，它们全部是只有正文而不见写信人的名字，但是今天恰恰相反，刚才这位先生只署上了自己的名字，却忘了写正文。"

面对这种"羞辱"，林肯没有火冒三丈，没有将事情扩大化，他用幽默的方式将自己的怒气转移，不仅体现了他的智慧、机敏与胸怀，同时也在暗中"教训"了那个青年。

事实上，事业有所成就的人无不是心胸开阔、襟怀坦荡的人，他们不会由于细微小事就斤斤计较、大动肝火，对所有事情都抱着达观随和的态度，轻松自如地化解了矛盾。这不仅体现了一个人的涵养，化干戈为玉帛的智慧，更是一种善于处理人际关系的体现。

生活中，我们总是会遇到很多不顺心的事情，很多人总是为了一点小事而生气，不是不停地抱怨，就是针锋相对地指责，使得自己的压力越来越大，最终酿成大错，后悔不迭。

古人言：爱人者，人恒爱之，敬人者，人恒敬之。我们与别人进行交往的目的是获得尊重、理解、接纳与支持，获得心灵的放松，当人际关系给我们带来压力时，我们要学会解压，学会巧妙地处理人际关系中的症结，如此才能让自己左右逢源，无往而不利。

压力让人们沦为金钱的奴隶

有人曾经做过这样的调查：最让你感觉生活有压力的是什么？你觉得如何才能摆脱这种压力？这两个问题的调查结果是：有超过六成的人觉得自己最大的压力就是“缺钱”，而解决的方式也都是诸如“拥有更多的钱财”“做生意发了大财”“中了彩票的头奖”等。

这说明我们的生活与金钱有着千丝万缕的联系，在很多人心中，拥有足够多的金钱才会感到幸福，才不会有如此大的压力：有人认为钱能够给他们带来生活上的安全感；有人认为有钱是身份与地位的标志，有了钱就能够进入上层社会，成为受人羡慕与尊敬的人；有人认为钱财能够给他们带来购物消费时那种大手大脚、随心

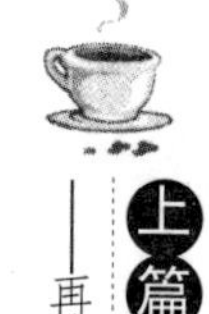

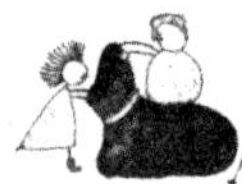

所欲的快感；有人认为钱能够满足自己的虚荣心；有人希望钱能够让自己不再受制于工作、生活的压力。

由此可见，金钱在人们的心中占有重要的地位。那么，金钱真的有这么大的作用吗？

实际上，金钱的作用远没有上面的结论那么简单。心理学家通过研究发现：在影响压力的各种因素中，金钱只能起到20%的作用；在构成美好生活的成分中，它所起的作用则占据很小一部分。人们只要是在解决了自身的温饱问题，对食物、衣服、房屋之类基本需要得到满足之后，幸福感就来源于有意义的活动以及丰富的人际关系等因素，而这些和金钱是没有多少关系的。这就说明了无形的财富比有形的财富更容易让人感到轻松，感到愉悦。

如此看来，压力与财富这两者之间并没有必然的联系，在有些场合，它们还恰恰成正比关系。

伊利诺伊大学心理学家做过一项调查，调查结果显示那些中大奖的人在他们交了好运之后，其快乐指数以及幸福指数居然变得比以前更低，而心理压力则陡然升高。原因就是突然间获得的大笔金钱在一定程度上破坏了他们原本正常的生活。

在生活中，他们不敢和好朋友分享这份快乐，因为他们怕朋友可能出现的不良之心，因此疏远了原来的好友，而一时又难以被新朋友接纳；突然改变的生活同样令家人难以适应，因此自己与家人争吵不断；因为这些意外之财，他们变得十分敏感、多疑，对所有的人与事都有警惕心；对工作没有了原来的热情，对工作不再认真负责，每次发工资时的喜悦之情也变得无影无踪了……

在生活中，每个人都觉得中大奖是人生的乐事，可以让自己的生活变得富足，能够彻底摆脱令人压抑的生存压力。但从上文可见，当人们的收入超出了满足基本需求以及他们所期望的时候，多出来的金钱便很有可能给他们带来负面的、消极的影响。

可能还有的人觉得金钱可以给自己带来真正的安全感，给自己带来充足的自信以及良好的感觉。或者是在媒体的引导、铺天盖地的商业广告和媒体文章的诱导下，使人们觉得如果没有紧跟潮流，没有消费各种奢侈品，我们就不够爱惜自己，不懂得生活的情趣，简直就是白活了一场，因此就会像宣传中所说的那样出入高级餐厅，用各种名牌，喝最有情调的红酒，用最新款的手机，住豪华、能代表地位的房子等，以为自己是幸福的人，觉得自己正是因为有了钱才能享受到这一切，才会让自己感到舒适。

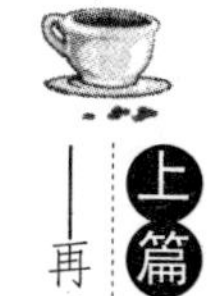

然而，有了大量可供挥霍的金钱，人们就真的会感到幸福而内心没有任何压力吗?

实际上，物质或金钱并不能给人们带来想象中的安全感，相反还会由于缺乏自信与关爱而陷入忧郁、痛苦、沮丧之中，甚至身心健康在恐惧、紧张、猜忌中也被破坏了。

因此说，那些拥有大量金钱的人虽然没有温饱的压力，但却在其他方面有着更大的压力。同时，这也可以说明，压力的大小和金钱并无太大的关系，只要人们拥有一颗平常之心，即便是没有得到那些并不迫切需要的东西，心平气和地享受所拥有的时候，同样可以感受到生活的幸福以及心灵的淡定。

《福布斯》杂志一项调查显示，那些被列为美国最富有的前

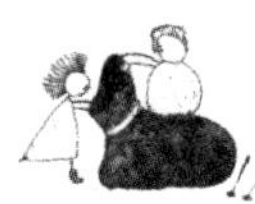

400 人的平均快乐指数为 5.8，而生活在肯尼亚的游牧民族马赛人，他们居住在简陋肮脏的草棚内，既没有电，也没有自来水，几乎没有任何奢侈品，按照金钱至上的理论他们都应该过着非常不幸的生活，而事实上他们的快乐指数也达到了 5.8。

由此可见，金钱与人们的快乐指数之间没有必然的关系。

我们不可否认的是金钱是人们生活中的一个重要元素，然而它绝不是人们的最终目标，也不是人们获取幸福的源泉，只是人们生活的工具而已。想要获得幸福的生活，关键在于人们积极健康的心态以及踏实肯干工作态度，而不在于有多少金钱。

总之，压力是随时会出现的，随时可能对自己产生不必要的干扰，这个时候，如果一味地想要用金钱来缓解自己的压力，是难以真正解决问题的。想要不要自己沦为金钱的奴隶，重要的是人们不要让那些外在的欲望改变自己原本宁静的心情，坚守自己的个性，认真感受自己的内心到底是什么才是自己最需要的。

压力让年轻人在婚姻上苦恼不堪

在现在大城市里，所谓的“剩男”“剩女”变得越来越多。当看着他人早已走进婚姻殿堂的时候，还是单身的他们承受着来自各方面的压力。

这些大龄青年普遍都拥有着较为满意的事业以及物质基础，为什么他们不愿意结婚，为什么不尽快找到自己的另一半吗？其实原因很多，但有相当一部分人最易犯的错误是把工作逻辑与生活逻辑混淆起来，在心理上给自己设置障碍。

在现实生活中，有些单身青年或是暂时不想谈恋爱，或是没有遇到合适的伴侣，因此一直是形单影只。当他们享受单身自由生活的同时，来自家庭、生活等方面的压力自然就产生了。

卫女士在一家大型企业担任部门经理，她自己由于精明能干，因而一直深受上司的赏识与栽培。虽然在事业颇为成功，但是年过三十的卫女士在感情上还是孤单一人，这已经成为父母以及好友极为关心的一件大事。

其实，卫女士对结婚并没有多少抵触情绪，只是由于工作一直很忙，而且经常要出差，再不就是她在公司地位较高，自己的收入很高，想要找一位条件相符的如意郎君自然是不那么容易的。

卫女士想结婚，但是没有合适的结婚对象。那些与卫女士年龄合适的人吧，要么已经结婚，要么就是已有对象。对于那些比卫女士大的人，她嫌人家年龄大，而比卫女士年龄小的人又没有经济基础，她自己又是极为不愿意。

她的父母没少安排卫女士去相亲，恨不能见个熟悉的人就要问问有没有合适的人选。对父母安排的各种相亲活动，卫女士是见惯不怪。虽然不想应付这种相亲场面，然而看父母的热情样，她也不忍心泼冷水。如此一来，卫女士更是烦躁，也常常为了这事与父母发生争吵。

其实像卫女士这样的情况在当今社会上并不少见，他们已经被

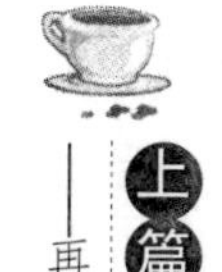

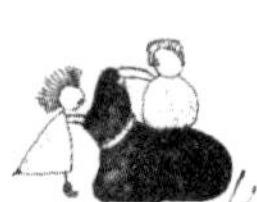

划为大龄青年一族了。在父母、兄弟姐妹以及朋友眼里，他们似乎成为了“另类”，这个时候，很多人都开始为他们着急，纷纷出谋划策，积极提供各种相亲活动。

对于亲朋好友的这份关心，有的人是自觉自愿、万分感激的，有的人其实并不领情，因为是被迫去参与各类交友会或者相亲会的，在忙得不亦乐乎的同时，他们经常会伴有一种无形的压力，而这种“失败感”并不亚于工作压力。

实际上，想要缓解这种压力，也是非常容易就能办到的。人们要对自己的爱情与工作以不同的心态去面对。爱情的乐趣在很多时候需要的是“无为而治”。美好的爱情经常发生在一瞬间，不需要精心的计划与准备，不需要野心，也需要奢望。

美好的爱情有时是直觉的产物，而一份工作需要人们用入世的心态来进行设计、准备、实施，只有这样才能达成既定的目标。而在爱情中，野心只能让其变质，非分的要求也会让他人不堪重负。因此，以经营工作的心态来对待爱情，十有八九是要以失败而告终的。

面对形单影只的现实，很多单身贵族普遍用的托词是为了学业与事业，或者是没有时间谈恋爱，或者是还没有准备充分，或者是物质基础还不够牢靠。事实上，这些只不过是一些美丽的托词罢了。其实，那么大龄青年想要追求自己的爱情，缓解外界的压力根本不是难事。

首先，他们要暗示自己就是可爱的，要学会让自己变得更加快乐，克服自卑心理，这是吸引他人的第一步。

其次，要相信自己是可以找到真正的幸福的，努力克服那种“幸福难以找上我”的绝对糟糕心理。不时想象着幸福就在自己眼前的情景，看一些相关的文学作品、电影，听听歌曲等都能够帮助自己预习那种爱的感觉，感受其中的愉悦。

再次，要相信自己要找的那个伴侣是肯定存在的。你把理想中的爱人的模样描画出来，写下你所倾心的那些品质，删减一些可以不必考虑的部分，还要克服追求完美的心理。

最后，要积极给自己制造认识他人的机会，多参加一些团体活动，克服懒惰等待的心理，永远保持主动，那么幸福就一定会来敲门。

想要让自己在寻找伴侣的道路上不再苦恼，不再遭受更大的压力，我们就要积极叩响爱情之门，只要自己勇敢地去寻找，就一定会有答案，幸福就一定会到来。

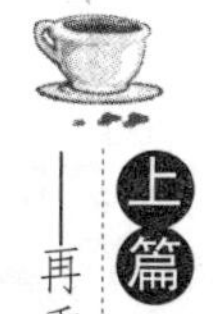

重压让人的心灵发生扭曲

在现代社会中，竞争无处不在，而且是越来越激烈。为了提高自己的技能与水平，不被这个社会所抛弃，为了在竞争中生存下来，人人都在拼命地学习，拼命地工作。竞争在一方面可以说是极大地调动了人们工作、学习的积极性，充分激发了每个人的个性以及创新能力，但同时竞争也给人们造成了很大的负面效应，甚至于扭曲了人性。

有时候，竞争就是一个魔鬼，它让人们裹上冰冷的铁甲，又给每个人手里放入了一柄锋利的刺刀，它对人们说：只有刺倒他人，自己才有生存的空间。于是，人们便在魔鬼的诅咒下，将所有的事物都视为了自己的仇敌，以怀疑、冷漠的心态对待世界，以自我为中心，为了达到自己的目的甚至会不择手段。

在自然界中，动物们为了求得生存的空间，为了争夺食物，必须按照弱肉强食这一规律，展开激烈的竞争与争夺。这就是自然界的生存规律。

那么，人类需要的是什么样的竞争环境呢？

大科学家爱因斯坦与玻尔在激烈的学术竞争中仍然坦诚地交流着，他们不曾由于激烈的争论而斗个你死我活，没有失掉彼此间的友谊，在竞争中他们仍旧保留着情感，他们也以同样的方式对待所有的竞争者。因此，历史给我们留下的是两座伟大的丰碑。

我们也需要竞争，但不是你死我活的，而是要用真诚的、公正的心来面对良性竞争。在商业竞争中，中国著名企业海尔集团许下了“真诚到永远”的铿锵诺言，就是这个诺言使它在竞争激烈的市场中脱颖而出，并且始终屹立不倒。

而在公司里，同事之间也需要在良性竞争的环境下共同成长，共同进步。如果为了追求个人利益的最大化，采取非正当的手段，那么破坏掉的不仅仅是同事间的友好关系，更是自己的声誉与前途。

卡洛斯和尼克是一家高技术公司里十分优秀的两个员工，他们同在市场部工作。最近，公司计划提升一名员工为业务主管。

为此，卡洛斯积极向公司高层写了多封自荐信，表明他是业务主管的最佳人选，同时为了证明他升职后的价值，又大肆指责他的前任老板的失误。

同时，尼克也向高层写了自荐信，他简要地谈了自己升职后的工作设想，然而却只字未提前任老板的工作失误。在工作之余，尼克还分别邀请几名副总裁共进午餐，较为详细地畅谈了任职后的工作方案。

当公司老板准备考虑给尼克升职时，尼克忽然发现自己签发的文件竟然是漏洞百出。他怀疑有人窃取了他的电脑密码，故意涂改了文件，然而由于没有足够的证据，因此便决定采取以静制动的策略，先忍气吞声，默默承受着“工作失误”带给自己的委屈。

果然没过多久，在一次中层会议上，制造“文件事件”的始作俑者卡洛斯便沉不住气了，利用“文件事件”大肆发挥，致使他的卑劣行径彻底曝光。

在真相大白之后，老板更加欣赏尼克处理问题的方法，如期将他提升为主管，并将卡洛斯辞退了。

其实，在职场上，因为不正当竞争而丧失的人格与名誉，是任何东西都难以换回来的。所以，卡洛斯为他的行为付出了巨大的代价。

作为生命活动的一种竞技手段，竞争机制的目的应该是共同创造完美的生活，而不是用来伤害和掣肘他人的。人正是由于具有比

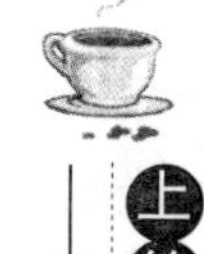

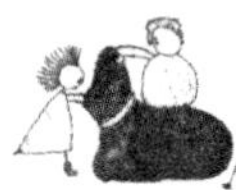

任何生命都更完备的智能潜力和驾驭包容世界万物的德行，因而才能够利用良性竞争来让社会进步，让彼此共同发展。

实际上，在竞争环境日益激烈的当今社会，我们不仅需要完善的竞争机制规范竞争行为，更需要心灵的砝码来让竞争以公平有序的方式进行。

哲学家康德说过：“世界上只有两种东西是我们越思考越觉得它们深邃的：一个是我们头顶上浩瀚的星空，另一个就是我们心中的道德标准。”试想假如没有人性，没有关爱，人类的竞争就会如同野兽争夺猎物一样野蛮残酷；假如没有人性，拒绝宽和，那么人类就将陷入恶性竞争的泥潭中而自取灭亡。

适度的竞争有利于每一个人，而过度竞争是令人悲哀的，一味盲目地追求改变与竞争，把生命的正常状态完全抛之脑后，这只会令人们陷入疯狂与焦躁中，从而丧失人类的本性，而最终获得的也只会是苍老、疲惫、遗憾与惋惜，甚至是死亡。因此，请给竞争注入一丝温情。

总而言之，请别让竞争伤害了自己，也别让自己的心灵在竞争中发生扭曲。当人们为了辉煌的事业和美好的生活而奋斗不息时，定然会遇到各种各样的竞争，我们必须要有竞争意识，然而决不能用卑劣的手段来打击他人，否则最终只会让自己受到伤害。

重压之下的人们需要心灵的支撑

人的一生其实要承受很多压力，有来自事业的，来自家庭以及健康等方面的压力。在多方压力的袭扰下，人就如同处于十面埋伏之中，当“四面楚歌”的时候，很多人由于难以忍受现实的重压，而出现层出不穷的身心疾病，甚至最终迷失了自我。

其实，人总会有各种各样的痛苦与压力，只有正视这些压力，勇敢地承担起自己的责任，才能拥有一个完美的生活。因此，每一个人都需要心灵的支撑。

在现实中，有些成功人士虽然饱经磨难，但是由于他们在内心蕴藏着一股强大的力量，支撑着他们与命运作斗争，与现实作斗争。所以，他们才会把一切美好的事物紧紧地抓在自己的手里，从而过上幸福的生活。

有一位银行家因为投资失利，从而丧失了全部的积蓄，而且欠下一大笔债务。在卖掉了自己的股票、债券、房子、汽车之后，才还清了所有的债务。

此刻的他孤身一人地生活，无儿无女，十分潦倒，跟随他的只有一只心爱的猎狗以及一本书。在一个狂风暴雨的夜晚，身无分文的银行家来到一座荒僻的村庄，找到一个可以暂避风雨的茅棚。在里面，他看到了一盏油灯，于是用身上仅存的一根火柴点燃了油

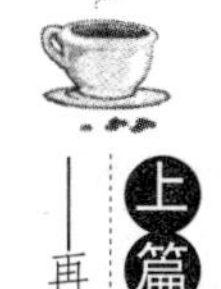

灯，然后准备读书。然而，外面的一阵风刮进屋里，把灯吹灭了，四周马上变得漆黑一片。这位孤独的老人陷入了黑暗之中，万般心事涌上心头，令他感到了深彻的绝望，甚至想立即结束自己的生命。然而，一直跟随在身边的猎狗给了他些许慰藉，他无奈地叹了一口气便沉沉睡去了。

次日醒来，他忽然发现自己心爱的猎狗竟然被人杀死在门外。在这只和自己相依为命的猎狗死后，他决定结束自己的生命，因为世间已经再没有什么东西值得他留恋了。他最后又看了一眼周围的环境，他才发现自己所处的整个村庄处在一片令人恐怖的寂静之中。他不由快步向前，看到到处都是可怕的尸体，狼藉一片。原来，有一伙匪徒昨晚洗劫了整个村庄，一个活口也没留下来。

在看到这可怕的场面之后，老人不禁想道："啊！我是这里唯一幸存下来的人，我不能就这么死了，我要坚强地活下去。"

这个时候，逐渐升起的红日照得四周一片光亮，老人欣慰地想："我没有理由不珍惜自己的生命。我虽然失去了一切，失去了心爱的猎狗，然而我的生命还没有失去，这才是人生最宝贵的东西。"

最终，老人怀着坚定的信念，开始了另一段不平凡的人生。

在这个故事中，老人虽然遭受了重大的打击，但是依靠自己的信念又重新找回了生活的希望，驱走了悲伤，找回了重新书写自己命运的勇气与信心。对他来说，正是他强大的心灵重新给予了他生活的力量与勇气。

在生活中，很多事情的成败输赢往往就在于人的心灵的力量。

当我们遭遇挫折、痛楚无助、无人能为我们分担忧愁的时候，如果我们拥有一颗坚强的心，就能给自己带来无穷的力量、勇气、信心与坚毅，所以让自己怀着美好的愿望生活下去吧，以坚韧的信念迎来一个又一个阳光明媚的清晨。

有一个绝望至极的少妇投河自尽，后来被河中划船的船夫救起。

船夫问道："你现在还年纪轻轻的，有什么想不开的要自寻短见?"

少妇哭诉道："我结婚还不到两年，丈夫就抛弃了我，我的孩子又病死了。您说我活着还有什么意思啊?"

船夫听了，想了一会儿，问道："在两年前，你是过着什么样的日子?"

少妇说："那时的我是自由自在的，什么烦恼都没有。"

"那个时候，你有丈夫与孩子吗?"

"自然没有。"

"那么，你现在只不过是被命运之船送回到两年前去了。现在你又是可以自由自在地生活，也没有任何烦恼了，你还有什么想不开的？请上岸去吧……"

少妇听完，恍如做梦一般。她揉了揉眼睛，细想之后心中顿时豁然开朗。

其实，有时候我们也像那个少妇一样，对生活失去了信心。这时，我们只需要一颗豁达的心来宽慰自己，就能再次燃起对生活的希望。

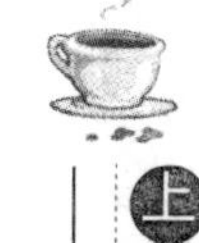

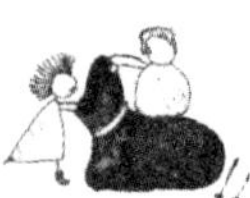

在日常生活中，我们经常可以看到很多生活愉快的人，然而我们只是看到了他们幸福的一面，而他们遭受的压力和痛苦的那一面却极少为人们所熟知。

在世上，一点压力和痛苦也没有是不可能的，只要进入社会，人们就必须直面人生中的各种困难、痛苦以及层出不穷的压力。想要活得洒脱，我们就必须用自己那敏锐的心灵捕捉生活中的每一次感动，发掘生活中最美好的记忆，忘掉那些不愉快的事情，从而使自己的生活变得更加阳光，更加温暖。

俗话说人生不如意事十八九。当压力来临的时候，请把人生中的不幸抛到九霄云外吧，不要让担忧、恐惧、焦虑以及遗憾来消耗自身的有限的精力。我们要用自己那颗坚强的心灵来抚慰创伤，用坦荡的胸怀排解掉所有的烦恼与惆怅，即便是处于绝境之中，也可以用笑脸面对世事的风云变幻，并从中感受身边的点滴快乐。唯有如此，我们才能活得更加潇洒，更加如意。

要对自己的心灵负责

在人的一生中，失意与困惑在不经意间便会来临，而事业的挫折、家庭的矛盾、人际关系的冲突也会与我们不期而遇。一旦出现了这样的情况，人们很有可能就会陷入郁闷、焦虑、悲痛等之中，从而对心灵造成极大的伤害。

因此，我们每一个人不但要对身边的人负责，更要对自己的心灵负责。对自己的心灵负责，我们才能让烦躁的心灵得到安歇。

如果不对自己的心灵负责，那么人们便会在心理困境中饱受折磨，身心健康会遭受严重的损害。对于那些心灵受到羁绊的人来说，想要摆脱困扰，最关键的还是自我解救。

凡事求人不如求己。但是，人们在遇到困难或者挫折的时候，往往先想到的是去向他人求助，但恰恰就是忘了自己，时间久了自然就形成了一种心理上的依赖，最终让自己成为了累赘。

实际上，大部分烦恼都是我们自己寻来的，正所谓“天下本无事，庸人自扰之”。说的正是这个道理。正是因为人们对自己的心灵不负责任，因而才会在人生中遭受比别人更多的磨难。

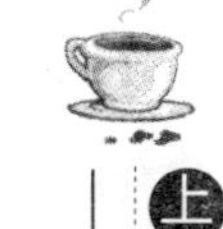

一个中年人做生意屡次失败，心灰意冷之下便想要爬上一棵樱桃树结束自己的生命。当他决意要跳下去的时候，附近学校的学生放学路过这里，他们看到了这个失意的中年人，于是疑惑地问道：“叔叔，你站在树上干什么？”

中年人想自己总不能告诉孩子们自己想自杀吧，因此只好说：“我……正在看风景。”

学生们天真地问道：“那你看到树上的樱桃了吗？”

中年人低头一瞧，发现树上真的结满了大大小小的红樱桃。

就在中年人发愣的时候，一个孩子忽然问道：“叔叔，你可以帮我们摘些樱桃下来吗？”

另一个孩子也抢着说道：“我们爬不了那么高，叔叔你只要用力摇晃一下树，樱桃自然就会掉下来了。谢谢，拜托啦！”

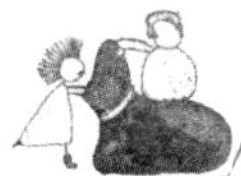

看着孩子们那纯真可爱的脸，中年人本来没什么兴趣的，最后也只好答应帮忙。

他在树上不停地摇晃樱桃树，很快那一颗颗红红的樱桃便纷纷从树上掉了下来，孩子们高兴地捡着樱桃。等到孩子们带着愉悦的心情离开后，中年人也没有了自杀的念头。

他从树上爬下来，捡了一些樱桃走回了家。晚餐时，一家人高高兴兴地吃着他带回来的樱桃。看着高兴的家人，中年人忽然有了一种发自心灵身处的感动，他想自己也不是失去了所有，起码还有一个温馨的家庭，自己应该继续勇敢地活下去。

人生本就充满了各种压力、磨难以及无奈，当我们对生活感到厌倦，对人生感觉不到意义的时候，何不找个安静的地方抚慰一下自己那颗疲惫的心，与自己的心灵进行真诚的对话？如同故事中的那个中年人一样，你就会发现生活中还是有着美好的事物值得我们去为之奋斗的。

因此，当我们因为各种原因而遭遇挫败的时候，一定不要放弃自己，努力找寻最适合自己的发展之路，并且坚定不移地走下去，就会突破困境，实现自己的愿望。如果轻易就放弃自己或者否定自己，那么你将难以找到属于自己的那片精彩的天空。

一位心理学家曾经说过：“一个人心灵的痛苦，往往来自于无情折磨自己的万恶心魔。你感觉幸福，那么你就有快乐。如若你感觉不到幸福，那么你只有痛苦。”

所以说我们对事情完全可以显得豁达一点，为他人负责，其实也是在对自己的心灵负责，不要总是让那些琐事困扰我们的人生，敞开心扉，放飞自己的心灵，那么我们的人生就会变得更加明朗，更加顺畅。

一个人只有懂得如何拯救自己并对自己的心灵负责，才会让生活充满趣味，才能让他人获得快乐。

事实上，人在社会中遭遇各种压力，既是一种挑战，也是一种机遇。心灵气场强大的人往往懂得如何净化内心的烦躁与沮丧，敢于对自己的心灵负责，无论是在多么紧张的环境下，他都能够活得轻松，活得潇洒。

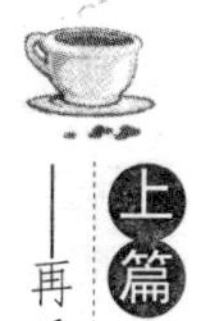

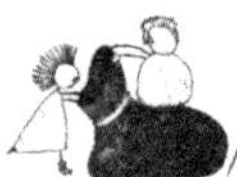

第二章　不良的情绪令身心饱受禁锢

月有阴晴圆缺，人有喜怒哀乐。功成名就时的辉煌，收获爱情时的甜蜜，摘取桂冠时的兴奋，这些带给人的是愉悦、振奋、积极的情绪。与此同时，当人们在事业、爱情、生活、交际中遭遇挫折的时候，就会出现怯懦、忧郁、自卑、孤独、寂寞、愤怒等消极悲观的情绪。

如果这些负面的情绪与自己纠缠在一起，人们就会丧失前进的动力、奋斗的豪情，甚至生活的勇气，最终让自己的身心遭受禁锢。

别在恐惧中裹足不前

恐惧对人们来说并不陌生，它是人类一种正常的情绪反应，是普遍存在的，每个人出现过恐惧的情绪。然而，随着现代生活压力的不断增加，恐惧开始不断威胁着现代人的生活，让人们缺少了自信心，失去了前进的动力，没有了奋发的毅力，还失去了抵御苦难的意志。

于是，每当成功的机会来敲门的时候，人们只能眼睁睁地看着让它从自己的指尖溜走，最终让后悔与内疚充斥心间。

然而，当下一个机会不期而遇地来到人们的面前之时，人们又因为恐惧而变得犹豫、胆怯、心慌，时间长了，自信心就在这一次次的徘徊犹豫中慢慢丧失了。

实际上，恐惧就是来自人们内心的魔鬼，它能够扼杀人们的勇气与信心，让人变得畏惧胆小；它使人丧失对未来的希望，削弱人的志气，最终让人变得碌碌无为。此外，恐惧还能令人对事物不能做出理性的、恰当的判断，摧残人的创新精神，抹杀人的个性，使人在精神日趋衰弱中走向平庸。

而在生活当中，每个人都必然要与各色人等打交道，不管是和他人进行交谈，或是在公众场合发表观点，抑或是出席各种社交场所的活动，在这些场合从容自如的表现，能够展示一个人的风采，如果此时表现不佳，那么就会让自己的形象大打折扣。

事实上，在公共场所或重大的场合，有的人可以如鱼得水，表现得游刃有余，但是有的人却由于恐惧社交活动而脸红心跳，乱了自己的方寸。

何小姐年纪轻轻就进入了一家著名的外企工作，由于她聪明能干，很受上司的赏识，所以前途看上去是光明一片，而她也一直非常努力地工作想要证明自己的实力。

有一次，公司举行了一场非常重要的聚会，而且美国总部的大老板以及6位重量级的董事都将参加这次盛大的活动。

何小姐深知这次活动的重要性，而且觉得这很有可能就是自己

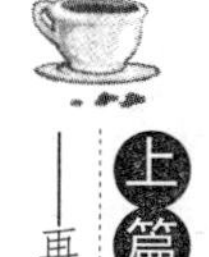

出头的绝佳机会。所以，她便向公司的老员工请教怎么样装扮以及需要注意的事项，然而同事们都含糊其辞。

最后，何小姐思前想后，便决定将自己打扮得清新一些，觉得这样才比较符合自己“职场新兵”的形象。她用短T恤配格纹长裤，然后再加上一双平底靴。

但是一到了现场，何小姐就傻眼了，因为她成为了最无光彩的一个，而其他同事都衣着华丽，光彩照人，整个场面是衣香鬓影。何小姐的打扮就就像是一个邻家小妹一般，甚至让人怀疑她就是这里的服务生。

这种窘境令何小姐感觉十分丢脸，她只好躲在无人的角落里偷偷地喝饮料，最后趁着去洗手间的机会忙不迭地跑回家了。自此以后，何小姐在参加任何活动的时候，都会情不自禁地产生一种莫名的恐惧，不知道该如何缓解这种情绪，不是担心这，就是担心那。

在上文中的何小姐正是由于在公司组织的活动中表现不得体，从而患上了严重的社交恐惧症。这种恐惧心理令她害怕与他人交往，对社交存在着恐惧感，以至于慢慢地会拒绝与任何人接触，最终还可能会对自己的身心健康以及职业发展产生极为不利的影响。

此外，还有一些人在某些场合只是一味地压抑自己，迎合他人，这样做虽然短期能够提升自己的魅力，但是久而久之既让对方难以了解真实的你，也让你自己觉得这种形式的交往浮于表面形式，不能唤起自己的真情实感，更让自己找寻不到真正的快乐，从而使自己对生活与工作增加恐惧感。

人们在现代社会面临的生存压力是越来越大，特别在网络时代来临之后，很多人留连网络中不能自拔。长期沉溺在虚拟世界中使得人们与真实世界的交流变得越来越少，于是，人们在内心便对社交有了更多的恐惧心理，也使更多的人宁愿躲在虚拟世界里与人交往，也不愿意走进现实社会中，最终形成恶性循环，使他们在为人处世上更加不适应。

因此，在我们的心灵还没有完全遭受禁锢，在我们还没有彻底封闭自己的时候，赶快走出自己的小天地吧，勇敢、乐观地去工作，去生活，去呼朋引伴。

实际上，我们周边的大多数人都是友善的，他们给予我们更多的是理解与宽容。所以，走出自我封闭的小圈子，走入社会中，不需要恐惧，只需要淡定与从容，如此我们就会发现生活中原来还有这么多的快乐与趣味。

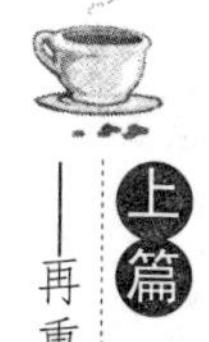

自卑使你束手束脚

何为自卑？其实它就是一种由于过度地自我否定而产生的自惭形秽心态。人们为什么会出现这种心态？根本原因就在于自卑者不停地对自己进行消极的自我暗示。在那些自卑者的眼中，他们在所有方面都比别人差，时间一长，就陷入了悲观、失望、痛苦之中而难以自拔。

心理学家阿尔弗雷德·阿德勒认为自卑感是每个人都会拥有

的，假如感到自卑，内心会激励个体奋发图强，获得成功的满足感；但是在面对比自己更成功的人时，又会再次自卑。这时自卑会再推动他去努力，以获得更大的成就。这样，自卑和激励循环往复、永无止境。当然，前提是你已经驾驭了自卑，自卑才会成为你发展的助力。

美国作家诺拉·普罗菲特在出名以前曾经居住在纽约。一次，普罗菲特到百老汇娱乐区外的一座剧院去看音乐剧。在那里，他第一次听到萨洛米·贝的演唱便被迷住了。但是，普罗菲特对观众的稀少寥落感到非常失望，于是他决定写一篇评论来帮助她引起公众的注意。

然而，普罗菲特在当时并不是一名职业作家，也并不是一名记者，因此他在内心经历了反反复复的冲突之后才硬着头皮开始采访萨洛米。

采访结束后，普罗菲特让自己平静下来，然后就开始写这篇报道。然而，他由于对自己没有自信，因而是努力地写了很多天，写了改，重写重改，草稿裹改了无数遍之后才得以最终定稿。接下来，普罗菲特把它打印出来，装进一个大信封里，丢进了一个邮箱。

在邮差把信取走之后，普罗菲特就开始不停地猜测需要多长时间才能收到杂志编辑寄来的、毫无疑问是写着“讨厌”字样的回复信。

三个星期以后，普罗菲特的原稿——放在他自己写的信封里寄回来了。由于普罗菲特没有勇气面对写着编辑讨厌他的作品的拒绝信，因此没打开信封就把它扔进了一个橱柜里，并很快就忘记了这件事。

五年以后，普罗菲特因为要准备搬家，在清理橱柜的时候，无意间发现一封写着普罗菲特的姓名和地址的没有拆封的信，当时他对投稿的事早已忘记了。普罗菲特很快拆开信封，信封里除了稿子以外，居然还有一封编辑写给他的信：亲爱的普罗菲特，你的有关萨洛米·贝的故事非常好。我们需要在文章里增添一些引证。请把那些资料加进去，然后，立即把文章寄回来。我们将在下一期的杂志上把你的作品刊登出来。

普罗菲特一下子就被信的内容震惊了，过了很长时间才从震惊中恢复过来。因为缺乏自信，普罗菲特至少失去了500美元的稿酬，以及让他的文章在一份重要杂志上发表的机会，同时也失去了一次能证明他可以成为职业作家的机会。

更重要的是，自卑使他枉费了宝贵的年华，在过去的那么多年中，普罗菲特原本可以尽情徜徉在写作的快乐中，并且能够写出很多好的作品。

后来，普罗菲特通过自己的努力还是成为了一名专职的自由作家，发表了大量的文章。

由此可见，自卑对于一个人的负面影响是何其深刻，过度怀疑自己的能力往往是要付出昂贵的代价的。

一个人假如被自卑所控制，那么人的雄心壮志就会消磨殆尽，从而陷入自暴自弃、悲观失望的深渊之中，最终变得痛苦不堪，自毁人生，甚至还会影响到身体的健康。

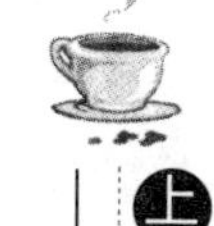

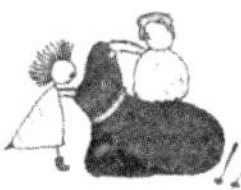

《素问·经脉别论》里说，外感因素与情志因素都能伤人脏腑。然而面临致病因素时，自信能够让人气血运行畅通，病去无踪；而自卑怯懦者则气血郁滞，病邪留而不去，甚至会产生更严重的病变。

那么在现实中，我们应该怎样做才能超越自卑呢？

心理学家建议人们从小事做起，在这小小的成就中慢慢肯定自我，一步步找回自信；从长处做起，让自己在从事那些自己感兴趣的事情中克服自卑，还能确定自己的事业方向；找出自卑的根源在哪里，然后对症下药，加以解决；进行积极的自我暗示，鼓励自己；多交朋友，在获得友谊的过程中，慢慢找回自信。

实际上，社会中的每个人都是以自己独立的个体而存在，每个人都有自己的特长，有睿智的头脑以及善解人意的情怀，发挥自己的长处，施展自己的才能，如此人们才能从自卑中走出来，拥有一个成功、辉煌的人生。

抱怨只能让自己失去更多的机会

在现实生活中，一些人总是在唉声叹气与怨天尤人的抱怨声之中度过每一天。在他们的眼中，似乎是所有的事情都不顺眼，都不符合自己的要求。在他们对周围的一切横挑鼻子竖挑眼的同时，大骂老天待自己不公，好像世界上只有他们是最不幸的。

对此，有人认为抱怨就是将焦点放在人们不想要的东西上头，所谈论的都是负面的、出错的事情，而人们将注意力放在什么上头，那个东西就会扩大。

事实确实如此，当人们的眼睛里充斥的都是让自己不满意的东西，那么眼里还怎么能够放下让自己满意的东西呢？

寺院住持给寺院里定了一个十分特别的规矩，那就是一到年底，寺院里的和尚都要对住持说两个字。

在第一年年底，住持问新来和尚最想说的话是什么，新和尚说道："床硬。"

在第二年年底，住持又问他最想说什么，他回答说："食劣。"

到了第三年年底，还没等住持问，那个和尚便说："告辞。"

住持望着这个来寺院已经有三年的和尚逐渐远去的背影，自言自语地说："心中有魔，难成正果。可惜！可惜！"

其实，上文中的这个和尚就如同很多总是抱怨的人一样，对待事物总是持有一种消极的心态，不肯安于现状，一味地抱怨周围的人和事，而正是他的抱怨让他彻底失去了修成正果的机会。

实际上，人们之所以会有牢骚与抱怨，都是由于没有以正确的心态和角度来看待问题，所以才会牢骚满腹，抱怨不断。事物在人们心中的好坏，取决于人的心态，而不是事物的本身，正所谓"以我观外物，外物皆着我色"。那些总是抱怨的人，不妨转换一下自己的心态，让乐观充满自己的内心，那么幸福或许就会来到自己的身边。

对于同样的生活，如果人们心怀抱怨的时候，他看到的一切都

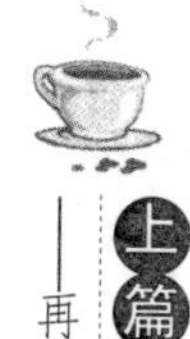

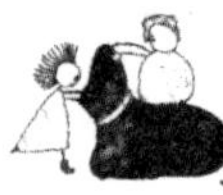

是灰色的，那么他的生活就总是消极、负面的；如果人们充满了满足、自信以及感恩，那么他的生活就是幸福和温馨的。这就是心态的不同所导致的不同结果。

严小姐和自己的丈夫是在大学的时候认识的。开始的时候，两个人还是温馨甜蜜的。但是没多久，严小姐就觉得男友对她不如以前那样好了，因为他总是拉她去上晚自习。因此，严小姐就开始抱怨男友只知道学习，不懂得浪漫。

大学毕业之后，两人逐渐有了稳定的工作，并很快就结了婚。老公供职于一家著名的大型公司，而她也在一家公司中担任行政工作。在同事的眼中，他们是令人羡慕不已的一对夫妻。然而，严小姐却十分不愉快，因为她抱怨老公总是早出晚归，工作就是他的全部生活，还说老公没有多大的出息。

慢慢地，老公难以忍受严小姐的抱怨，为了图个清静，便直接向公司申请到分公司工作。

等到两个人有了孩子之后，老公已经通过自己的努力创建了自己的公司，这下子就更忙得不可开交，而且经常是一连好几天都不回家。这使得严小姐在愤怒之余，就有了更多的抱怨。当两人再次爆发冲突的时候，忍无可忍的老公最终提出了离婚的请求，这让严小姐伤心不已。

在上面这个故事中，我们看到抱怨他人非但不能解决问题，反而还会让问题变得更加难以解决。严小姐过多的抱怨不仅降低了自己的魅力，还浇灭了浪漫的爱情火花，更破坏了神圣婚姻的美满，摧毁了幸福家庭的城堡。

所以说，一味地抱怨对人们毫无益处，不会产生任何积极的力量，它只会让人们对生活愈加不满，从而失去生活的信心。

不如意的人和事随时会出现在我们的周围，一旦事情发生了，我们就会不开心，会忧虑紧张，会感觉到各种压力，但是我们不要抱怨，要做的就是积极调整自己的心态，以理智解决问题，最终就能够让自己的心灵得到放飞。

孤独使得你身心愈加紧闭

如今，社会已经变得越来越开放，节奏越来越快，但是很多人不仅感觉不到快乐与融洽，反而是变得越来越孤单。根据有关统计资料，孤独感已经成为了现代人的一种通病，而且随着社会经济的不断发展，这种孤独感可能还会越来越强烈地影响所有人的生活。

其实，孤独就是一种表现出孤单寂寞的消极心态，常常表现为莫名的寂寞、烦恼，甚至有“茕茕孑立，形影相吊”之感。

那么，人们的孤独感在哪些情境中表现得较为明显呢？

第一种情境：当人们处在陌生、封闭、孤立或者不和谐的环境中，就很容易顾影自怜，因此孤独感就会油然而生，即便是时间很短，也会有这种感觉。

邵先生由于向往自由自在的生活，因此便辞了职，在家做起了自由撰稿人。起初，邵先生的生活还是十分惬意的，看看电视，上

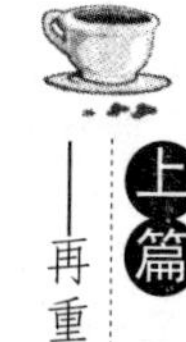

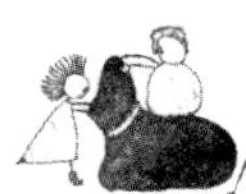

上网，饿了就自己做点饭，不想动手的话就叫外卖，大脑思路清晰的时候就写几篇文章投给杂志换点稿费，没心思写作的时候就坐下来打打游戏、看看大片，照理说每天的日子是非常舒服的。

但是久而久之，问题就来了。因为与他人交往的机会越来越少，邵先生感到自己写东西似乎是越来越难，下笔不知道该写些什么。更为严重的是，邵先生在生活中也越来越不知道该与人说什么了，基本上也就是与楼下周围的人说上几句话。

每天闷在家里，对着空空如也的房间，邵先生在忙碌之余还会不自觉地自言自语。现在，他都开始怀疑自己是不是真得了自闭症。

第二种情境：当自身生活的模式忽然发生改变的时候，如升学、失业、退休等，人们便会由于失落以及不习惯而感到十分孤独。

小田考上大学后非常兴奋，因为他认为自己苦难的高中生活终于离自己远去了，上了大学就应该多玩玩，将高中那三年没玩上的都补回来。因此，小田每天除了上课就是与自己的同学在一起玩。

后来，小田又迷上了网络，打网络游戏，与他人网上聊天，玩得可谓是不亦乐乎，而且往往是在电脑面前一坐就是一天，最后还常常逃课。

假期回家以后，小田的父母觉得他变化很大，以前总是有说有笑的，现在则不爱说话，总是发呆，别人与他说话的时候，他也总是难以集中精力，总是想到网吧去上网。

小田觉得网络才能给他真正的愉快，而身边的人和事与虚拟世界比起来都显得非常无聊。

通过以上这两个事例，我们看到了孤单对人所产生的消极影响，而邵先生和小田就是被孤独笼罩的受害者，内心的孤独感产生后，随之而来的便是情绪低落、忧郁、焦虑、失眠等不良状态。

有关专家指出，其实很多人并不知道自己受到了孤独的影响，经常是被失眠、焦虑等症状严重影响了正常生活之后才发现真正的病因就是孤独症。

孤独对人是有害无益的，它对人的社会交际、学业、工作、生活等都会造成负面、消极的影响。假如人们能够对孤独有一些正面、理性的认识，将孤独看做是个人成熟成长的机会，那么人们在产生孤独时就会变得积极主动了。

在现实生活中，人们若想要消除自己的孤独感，不妨尝试一下这些方法。

首先，主动亲近别人。在积极充实自我的同时，真诚坦率地面对生活，扩大自己的交际圈，积极参加集体活动，在与人交往中学会善待自我，学会要以心换心，乐观开朗。

其次，要改变自己的那些不良性格与习惯。任何人都不是完美无瑕的，每个人都应该敢于承认并努力改正自己的弱点，乐于接受他人的建议、帮助和忠告。

最后，可以培养一些自己的兴趣爱好。培养起一些兴趣爱好，自然可以吸引到与自己有同样爱好的人，也可以多参加一些集体活动或者公益活动，防止自己处于心灵的封闭之中。

另外，在工作期间保持适度紧张也能够有效地改善自身的孤独

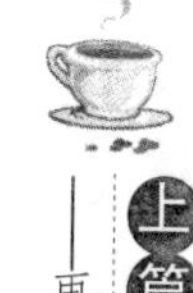

感，工作能够使人避免产生失落感，充实的生活在一定程度上也可以改善人的孤独心理。

总之，想要摆脱孤独感，关键的还是要从自己做起，通过改变自我，使他人愿意与自己接近。同时，自己也要积极主动地接近社会，接近他人。没有人会喜欢成天愁眉苦脸的人，也没有人会喜欢一脸清高孤傲的人，如若你想要获得友谊与朋友，就需要在某种程度上改变自己，打破僵局，不要作茧自缚，勇敢地做好自己，那么孤独自然就会不战而胜。

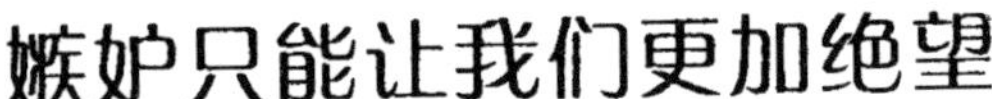

嫉妒只能让我们更加绝望

当今社会竞争越来愈激烈，发展的空间越来越多样，个体之间的差异在社会生活中表现得越来越明显。久而久之，有的人成功，而有的人失败了；有的人充满了魅力，而有的人却令人讨厌；有的人青云直上，有的人却总是屈沉下僚。可以说正是因为这些不同，人们的心理才出现了种种不平衡，嫉妒心理自然而然地便产生了。

其实，很多人之所以出现嫉妒心理，原因就在于他们总是争强好胜，总是渴望自己样样都比别人强，一旦他人在某方面超过了自己，内心就会变得惶惶不安、不是滋味，然后产生一种掺杂了憎恶与羡慕、愤怒与怨恨、猜忌与失望、自卑与虚荣、伤心与悲痛等的复杂情感。假如这种心理得不到有效、及时的调整，便会从嫉妒与怨恨，发展到打击、报复，最终让自己的人生之路就此终结。

嫉妒他人的才能，嫉妒他人的名誉，嫉妒他人的地位，嫉妒他人的财富，由嫉生恨，从而让自己陷入负面情绪之中。由此可见，嫉妒是一种不健康的心理，是一种消极的情感表现，也是一种不健康的性格缺陷。

汉弗莱·戴维是举世闻名的大化学家。正是他发现了法拉第的才能，而且将这位铁匠之子、小书店的装订工招到皇家学会做他的助手。法拉第进入皇家学会之后进步非常迅速，接连做出多项重要发明，即便是戴维失败的领域，法拉第也取得了成功。

就在法拉第声誉日高的时候，原本善于识人的戴维心中不可遏制地燃起了嫉妒之火。他不仅一直不改变法拉第实验助手的地位，而且还诬陷他剽窃他人的学术研究成果，并且极力阻拦他进入英国皇家学会。

所有这些都大大影响了戴维的声誉，同时也抑制了法拉第创造才能的发挥。直到戴维去世，法拉第才得以开始其真正伟大的科学创造活动。

在日常生活中，嫉妒是普遍存在的。英国科学家培根就曾经指出：“在人类的情欲中，嫉妒之情恐怕是最顽强、最持久的了。”戴维原本应当享受伯乐的美誉，但却因嫉妒心理阻碍了法拉第的迅速成长，不仅给科学事业带来了损失，也使自己背上了阻碍科学发展、使科学蒙难的恶名，从而留下了令人遗憾的人生败笔。可以说

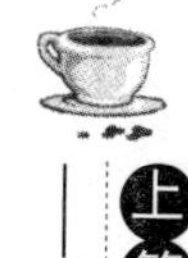

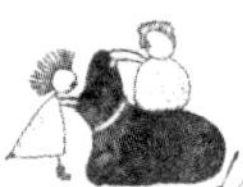

戴维在发现并提携法拉第这件事上是值得称赞、崇敬的，但就是嫉妒让他的光辉一生出现了污点，实在是一件非常遗憾、可悲的事情。

实际上，人们均有不同程度的嫉妒心，只不过大多数人在出现嫉妒心理的时候能够理智地做出正确的判断与选择，采取适当的方式恢复心理的平衡，从而控制自己的情感，不让自己的情感失控。

嫉妒可以说是人之常情，每个人或多或少都存在这样的心理。但是，嫉妒不能完全被理解为怨恨。有的人由于嫉妒，对别人是忌恨仇视、诋毁中伤；而有的人却因嫉妒而积极进取，鞭策自己不断迎头赶上。

林先生与丁先生从小长到大，是无话不说的好朋友。大学毕业几年之后，机缘巧合之下，两人先后进入了同一家公司工作。

由于丁先生最早进入这家公司并且工作出色，因此在林先生熟悉公司业务的时候，丁先生经常带他，跟他讲解公司的规章制度，以及相关业务的操作流程。慢慢地，林先生熟悉了公司的业务，半年以后，他的业绩竟然超过了老同学丁先生。

作为公司的骨干人员，丁先生一下子就感觉到了巨大的压力，从小就埋在心底的那颗酸葡萄发作了。因此，两人工作之余的话语变得越来越少。

林先生看出了老朋友的心病，于是决定帮他放下内心的包袱，所以时不时地就约他出来钓鱼。其间，林先生试探性地跟丁先生谈到工作上的事情，并且从自己的角度，给他提了几点建议。丁先生心里自然十分清楚，老朋友是真心想缓和两人之间的紧张关系，很快两个人又和好如初了。

在年终考核的时候，林先生的业绩遥遥领先，同事都对他心服口服。这个时候，部门经理的职位空缺，很多人都盯着这个岗位。最终，林先生通过竞争上岗得到了部门经理的位置。

现在两个人都互相帮助，共同享受着并肩作战的成就与快乐。

可以说正是丁先生理性地调整自己的心态，克服自己的嫉妒心理，才能够让自己的友谊与事业都得到了发展。

黑格尔说："有嫉妒心的人自己不能完成伟大事业，便尽量去低估他人的伟大，贬低他人的伟大使之与他本人相齐。"

因此说，嫉妒不是一种正常的心理现象。人们若想摆脱嫉妒的纠缠，就应该放开心胸，对自己充满信心，不要让自己的心情与声名受到嫉妒的损害，如此自然就能在有个好人缘、好事业和好心情。

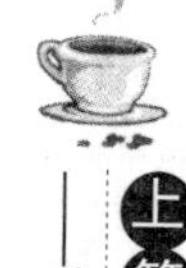

愤怒使得头脑不再清醒

每个人都会愤怒的情绪，唯一不同的只是表现方式以及程度不同罢了。在生活中，有的人非常容易激怒，可以说是一触即发；有的人却总是隐忍，其实是把愤怒压在了心底；有的人在此处被激怒，却到别处发泄；有的人明知自己错了，却总是先对人

发火，转嫁责任。总之，面对愤怒，不同的人都有着不同的处理办法。

在愤怒情绪的挑动下，人体就会进入一种战斗状态。就像医学专家所说的那样："愤怒造成的典型紧张反应使我们处于战斗或逃避的精神状态中。"

俗话说愤怒只是在拿他人的错误惩罚自己。因此，我们要学会调节这种负面的情绪。如果控制不住愤怒，那么它就很可能对人们的身心造成无法估量的损害。

哈利从小就十分爱向他人发脾气，动不动就生气。有一次，爸爸把他带到围墙边，对他严肃地说道："你以后若想再发脾气，就在墙上钉上一枚钉子。"哈利答应了。

一个星期的时间过去了，他在围墙上总共钉了 40 枚钉子。到了下个星期，没人提醒他，但是，他在不自觉中慢慢控制自己的脾气，每天钉在围墙上的钉子在逐渐减少。

终于有一天，哈利发现自己整整一个星期都没有钉钉子。他非常高兴，于是去找爸爸。爸爸对他说："从现在开始，每当你对自己做错的事情道歉的时候，就拔掉一钉子。"

对于爱发脾气的哈利来说，这是一件非常困难的事，但是他经过一天天的努力还是做到了。最终，他拔掉了所有的钉子。

后来，爸爸拉着他的手指着墙上的洞眼对哈利说："其实，伤害就像是钉钉子，虽然你道歉了，但不管怎么样，那些洞眼都已经留在了墙上，不可能消失。"

实际上，一个人的愤怒对他人所造成的伤害是难以完全治愈的，就如同钉子钉上的洞眼一样。人们只有控制自己的愤怒情绪，学会合理地调节，才能避免因愤怒而造成悔恨终生的事情。

那么面对具体的情况，我们应该怎么样才能熄灭自己的愤怒之火呢？

首先，我们要正视自己发怒的原因，找出症结所在，是因为家庭矛盾，还是同事的冷嘲热讽，抑或是人际关系的紧张。只有认识了发怒的原因，才能预先想好消除怒气的方法。

其次，要勇于承认使自己发怒的根源是自己。心理学专家指出许多怒火中烧的人不分青红皂白责备任何人和事：什么车子发动不了啦；孩子顶嘴啦；别的司机抢了道啦之类。其实，使怒气徘徊不去的是你自己的消极思维方式。因此，当人们意识到愤怒的情绪是源于自己思考事情的方式的时候，就要勇敢地担负起控制情绪的责任。

再次，学会使用日常生活中的制怒剂。日常生活中，有一些食物如果吃多了，就很容易让人发怒，这时候多吃一些山楂、莲藕、萝卜，适量饮用一些啤酒不仅能使人摆脱不良情绪的影响，而且还能缓解因为生气带来的胸闷、气逆、腹胀和失眠等症状。

最后，我们要明白每一个人都有权利愤怒，愤怒是自我肯定的表示。一个人如果不善于表达自己的愤怒，就会失去表达自己想法与需要的勇气。但最关键的还是学会控制自己的心态，调节自己的愤怒情绪，既不要让愤怒伤害到他人，又要防止形成抑郁的情绪。

在生活中，如果我们与他人发生了矛盾，如果我们受到了冒

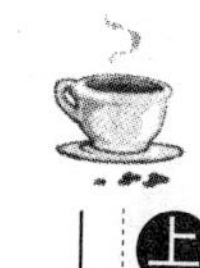

犯，应当尽量让自己的内心平静下来，然后再找机会心平气和地表达自己的意见，或者指出问题的根源。这样经过多次尝试以后，我们就会发现其实许多愤怒还是很容易平息的。

总之，愤怒无论是源自哪里，发泄到哪些人身上，都会带来负面、消极的影响，让双方都受到伤害。只有学会控制愤怒，善于调节自己的极端情绪，我们的内心才能永远充满温情与阳光。

焦虑让我们烦躁不安

人们内心普遍会出现焦虑情绪，当外在的竞争与压力变得越来越大的时候，这种情绪就越发明显了。人在焦虑的时候，经常是因为担忧、牵挂等而产生不安。通常来讲，人们所忧虑的事并不完全是客观存在的威胁，也没有非常明确的对象。

内心焦虑的人，总是生活在惴惴不安之中，毫无缘由地感觉将来可能会发生什么糟糕的事情，因此经常表现得坐卧不宁、魂不守舍、烦躁慌乱、情绪低落，甚至极易被激怒。其实，他们只要修炼自己的内心，调整自己的心态，焦虑便能轻松化解。

有的人在出现焦虑的状况时，能够很快地让自己恢复到正常状态，排除负面情绪的影响，同时积极总结经验教训，避免下次重蹈覆辙。但是，一些人在处境困难或遭受不幸事件冲击的情况下，往往在心理上难以保持强大的心灵，总是担心再次发生突发或意外事件，哪怕并没有什么依据，于是最终使自己陷入过度疲惫的状态之中。

袁先生精明能干，经过几年的艰苦奋斗之后，创建了属于自己的贸易公司。他由于对市场切入点较好，而且时机把握得十分到位，因此公司经营得是有声有色，业务蒸蒸日上。

在同辈人的眼中，袁先生的生活与事业真是令人非常羡慕。他有着迅速增长的个人财富，身边还有温柔贤惠的妻子以及可爱的孩子。按理说，袁先生应该感到满足才对。但实际上，他却感到了越来越大的压力。

在经营公司的过程中，袁先生对从事了好几年的行业慢慢失去了兴趣，他觉得自己的发展空间是越来越小，提升的可能性也不大。因此，他努力寻找突破发展瓶颈的途径与方法。

为此，袁先生自己每天不但加班加点地工作，而且还要求公司的员工也与他一起加班，就好像所有人都只需要工作而不需要休息一样。

为了制定公司的发展规划，袁先生每天彻夜不眠地思考。在公司，员工稍微出现一点失误，他马上就会大发雷霆，和家人也是多日难见一次，对家庭缺少了更多的关怀，妻子一旦稍有微词，他就会指责妻子只知道享受不知道他工作的艰辛。袁先生虽然知道这样做不对，但还是控制不了自己的情绪。

因此，袁先生痛苦不堪。为了摆脱这种痛苦，他曾经尝试过听音乐，进行剧烈运动，甚至跑到海边大喊。但是，这些最多只能令他在精神上获得短暂的舒畅。只要回到现实中，他的心情依旧是非

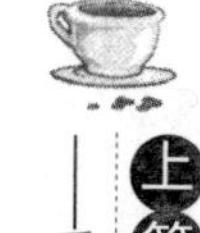

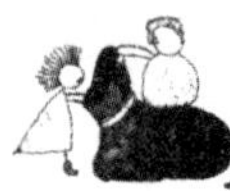

常糟糕。

时间一长，公司员工对他的做法逐渐有了不满，有的骨干员工难以忍受这种“高压”工作方式选择了辞职跳槽。而且，他与自己家人的感情也越来越淡漠。在与焦虑的苦苦搏斗中，袁先生在精神上几乎就要崩溃了。

其实，像袁先生出现的这种焦虑症，在职场中是屡见不鲜的。他们因为焦虑失去了家庭的关爱，失去了朋友们的信任，失去了同事的理解，也失去了真正的自我。

面对焦虑造成的种种害处，我们该如何来应对呢？

第一，要找出焦虑的病根。当人们还不知道自己为何焦虑的时候，一味地蛮干只会让人们更加焦虑。多种烦恼交织在一起，最后只能是剪不断，理还乱。所以，若想要摆脱焦虑的侵袭，人们就应该先让自己的内心安静下来，可以先远离自己的工作环境，仔细分析问题的根源，或许一切就能豁然开朗了。

第二，要努力改变自己能改变的，平静地适应不能改变的。对于那些自己能够改变的，要积极行动起来，找出问题的症结，比如自己的心态、做事的方法以及前进的目标等，让这些更加符合实际的情况；而对于人生以及职业发展的大环境，这都是个人所不能改变的，因此要逐渐适应这些。

第三，要知道自己现在能做什么、应该如何做，并将自己的注意力倾注于目前的事情上。其实，人们被焦虑所困扰，就是由于人们“爱”上了焦虑本身：开始为工作、生活、爱情而焦虑，后来又为焦虑而焦虑，最终陷入其中难以自拔。实际上，人们只要对自己的所作所为有一个清醒的认识，顺其自然，过了一段时间之后，就会发现焦虑已经在时光的流逝中慢慢消失了。

社会在不断进步与发展，而人们在精神上却要面临越来越大的压力，焦虑、紧张让人们失去了往日的精彩，失去了淡定的心态，没有了清醒的认识。在这个时候，如果我们放慢脚步，重新审视一下自己以及前面的路途，满怀信心地付诸行动，那么人们就会发现摆脱焦虑原本很简单。

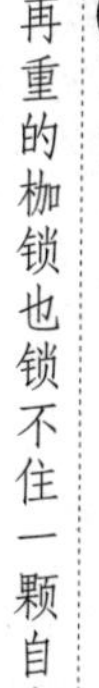

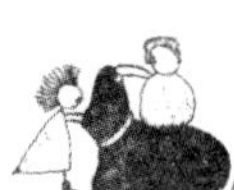

第三章 膨胀的欲望使心灵躁动不安

人总是贪心的，不能适可而止，总是想获得越来越多的权势、地位与财富。这种贪婪使得人们的欲望不断膨胀，使得人们的心灵时时处于躁动不安中。

为了追求完美，为了与他人攀比，为了更多的权力与利益，人们变得虚荣、哗众取宠，同时也失掉了曾经有过的单纯。心灵承载了过多的目标，过多的贪念，因此在极度煎熬中变得越来越脆弱不堪。

权力与物质助长着邪恶的欲望

人类的欲望是天生就存在的，也是人类的本性。在这个纷繁复杂的世界上，任何一个人都拥有欲望。欲望表现在很多方面，对一种食物的喜爱，对一种感情的眷恋，对一片地域的野心，对一种权势的留恋，即便是内心的一个念头，都可称得上是一种欲望。

任何事物本身都是具有双面性的，欲望也不能例外。欲望既有对人有益的一面，也有损害人身心的一面。

英国哲学家休谟说：欲望与虚荣心是原动力。从某些角度上讲，欲望本身就是一种动力与能量，它对于人类的发展、社会的进步、思想观念的成熟以及道德伦理的形成都起着不小的作用。

假如没有追求文化欲望，在人类历史上也就不会有那么多才华横溢的思想家、艺术家、文学家。

与此同时，欲望对人也有另外一种影响，它使人逐渐堕落，放纵自己，欺骗他人，与人钩心斗角、尔虞我诈，甚至对他人造成伤害。

隐藏在人们内心的欲望并不是毒药，拥有欲望也并不是绝对的坏事，关键是人们如何来看待欲望。假如控制不住自己的欲望，任它肆意地膨胀，不能以健康的心态来管理欲望，那么带给自己必然是痛苦与不幸。

在一个地区，猎人专门设计了一种用来捕捉猴子的陷阱。在通常情况下，猎人们会把椰子掏空，之后再用绳子绑起来，系在树上或者固定在地上，同时在椰子上留了一个小洞。猎人将一些食物放在了洞里，而那个洞口恰好只能让猴子空着爪子伸进去，而无法握着拳头伸出来。

猴子在闻香之后便会前来寻找椰子，找到之后，它就把自己的爪子伸进去抓食物。当猎人来时，猴子虽然惊慌失措想要逃跑，但是始终不肯放弃爪子中的食物，爪子被卡在掏空的椰子中，最终成为了猎人的猎物。

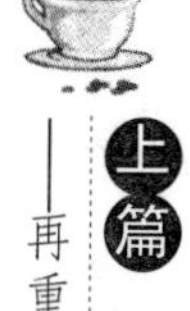

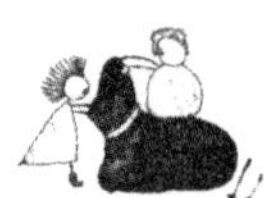

其实，猴子还是有可能逃脱猎人的陷阱的，但是它始终不肯放弃爪子中的食物，所以才会被自己的欲望所俘虏。

紧抓食物不肯放的猴子就如那些贪得无厌的人，而食物就像是人们心中的欲望，这种欲念使人们放不下内心的执著，因而才会使人们饱受羁绊。人们唯一要做的只是将自己的双手张开，放下那些无谓的欲念，便能获得心灵的宁静与自由了。

有个年轻人一直渴望能够拥有一辆时尚跑车。大学毕业之后，他顺利加入了一家公司。经过几年不懈地奋斗努力，年轻人在不断升职中，薪水有了大幅度的提高。最后，他如愿地拥有了自己梦寐以求的时尚跑车。

然而，因为这辆跑车，他也付出了沉重的代价。为了与这种跑车的“身价”和“品位”相配合，他吃饭总要进出高级餐厅，连停车小费比别人给得多。这辆车子在维修保养时，还要用贵得惊人的润滑油。

最后，这部时尚跑车就形成了一个无底洞，不断吞噬着他的钱，不但没有给他带来荣耀，反而成为了一种沉重的身心负担。

在上文中，表面上看是这个年轻人在驾驭车子，但实际上却是被车子所驾驭了。这就是不会合理利用自己欲望的恶果。要知道人们遭受的诸多困扰与愁苦就是由于欲望太多所致，只有消减过多的欲望，让自己真实的欲求浮现，人们才会发现真实的、平淡的生活，才会体验到内心的真正快乐。

印度诗人泰戈尔说过：“欲望越小，人生就越幸福。我们可以允许财富进入我们的屋内，但永远不要让它们主宰我们的心灵。”

人们都会有或多或少的欲望，它就如同野草一般，内心只要留有空间，它就会生根滋长，不断繁殖下去。对于所有人来说，欲望是永无止境的。假如人们对自己的欲望不能够进行有效的克制，不能认清自己真正的需要，那么所有的劳动成果都会被这个深不见底的欲望之壑所吞噬。

现代社会充满了热闹与喧嚣，充满了各种外在的物欲，想要不为非分的欲望所污染，就需要把握好自己的心态。保持适度的欲望，对欲念有所节制，如此我们才不会沉沦，不会乱了方寸，也就能够永葆生活之树常青。

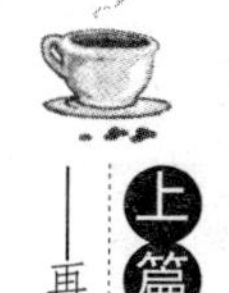

在攀比的荣耀下，人人戴上了虚荣的面具

在世俗世界的熏染中，很多人的内心都被各种欲望包裹着，他们不停地追逐虚无缥缈的名与利，在时光的流逝中，逐渐沦为了虚荣的奴隶，然后用惨烈的一生来做虚荣的祭奠。

实际上，虚荣只是一种带上面具的表演，它使一些人失去了本该有的理智，让人们做出了错误的判断，最后的结果必然是不仅使自己受到伤害，更让身边的人受到了波及。

男孩与女孩相恋了很久。有一天，他们手牵着手去逛街。当经过一家首饰店门口的时候，女孩一眼就看上了摆放在玻璃柜里面的那条心形的金项链，觉得自己配上这条项链定然非常好看。但是，男孩看看那咂舌的价格，又看看女孩那依依不舍的目光，再摸摸自己的钱包，马上就拉着女孩走开了。

后来，在女孩生日的宴会上，男孩喝了很多酒，之后才把给送给女孩的生日礼物拿出来，那正是女孩心仪已久的那条心形的金项链。女孩在兴奋之余当众吻了一下男孩的脸。

过了一会儿，男孩才憋红着脸，搓着手，低声地对女孩说这是一个铜项链。男孩的声音虽然很小，但是客厅里所有的客人还是都听见了。女孩的脸蓦地涨得通红，之后在整个生日宴会上都没有搭理男孩。

不久以后，一个看似富有的男人闯进了女孩的生活。当这个男人把闪闪发光的金首饰戴到女孩身上时，女孩那颗爱慕虚荣的心也一同被俘虏了。很快，两个人便同居了。

起初，男人对女孩是百依百顺，女孩自己也暗自庆幸自己选对了男人。对于女孩来说，那段时光是幸福的。

然而好景不长，当女孩发现自己怀孕的同时，男人竟然失踪了。当房东再一次来催缴房租时，走头无路的女孩只得走进当铺，把自己所有的金首饰全部当掉。但在老板看来，那些所谓的金首饰只是镀金的，只有男孩曾经送给他的那条铜项链才是真的，女孩一下子就愣住了，有羞愧，更有后悔。

在这个故事中，女孩正是由于一味地贪求虚荣，因此才会失掉真正的爱情，也才会受到虚荣的伤害。

那些虚荣的人由于远离真实的自己，所以也把真正的喜悦与幸福挡在了门外。对外在的事物，他们有着强烈的欲望，他们想要得到别人的称赞，想要获得别人的热捧，因而他们始终难以看到自己的本来面貌。

有个留学生利用课余时间在纽约华尔街附近给一家餐馆打工。某日，他雄心万丈地对餐馆大厨说："你等着看吧，总有一天我会打进华尔街的。"

大厨听完留学生的话，好奇地问道："年轻人，那你毕业后打算怎么做呢？"

留学生十分坚定地回答说："我希望自己的学业一完成，立马就进入一流的跨国企业工作，不但有着丰厚的收入，而且前途无量。"

大厨摇摇头说道："我不是问你的前途，我是想问你将来的工作兴趣以及人生兴趣。"

留学生顿时不知该如何作答，显然他不太明白大厨的意思。大厨慨叹道："如若经济继续低迷下去，餐馆不景气，我就只好去做银行家了。"留学生听完，非常惊异，几乎怀疑自已的耳朵出了毛病，眼前这个满身油烟味的厨子如何会与银行家扯得上关系呢？

大厨淡定地对留学生解释："其实我以前就在华尔街的一家银行工作，每天都是早出晚归，没有丝毫业余生活。一直以来，我都是十分喜欢烹饪，家人和朋友也都夸奖我的厨艺好，每次看到他们

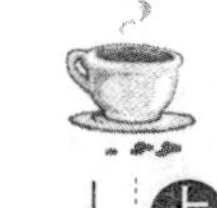

津津有味地品尝我烧的菜时，我就感觉非常高兴。

“有一天，我在公司里一直忙到凌晨一点钟才将当天的工作做完，当我啃着令人生厌的汉堡包充饥时，我就决定辞职，彻底摆脱这种机器般的生活，去做我热爱的烹饪事业，现在我生活得非常愉快，比以前快活多了。”

银行的白领竟然做起了大厨，对于很多人来说都是不可思议的事，因为人们在选择职业时看重的是体面以及收入，若两者兼得，那就足以值得炫耀一番了。

但是，对于一些人来说，工作没有贵贱之分，他们最注重的是对事业的兴趣与否，对自我价值的实现与否，想要做一个真正的自我。相对来说，聪明睿智的人基本上不会与虚荣为伍，因为他们知道虚荣比魔鬼更可怕，

因此，我们要克服自己的虚荣心理，学会用一颗平常心来对待生活中的每一件事。要知道平平淡淡才是真，放弃那些过多的心理压力，放宽自己的心态，摘掉那虚荣的面具，那么我们就能让自己的人生变得更加有意义。

越想完美，心灵越是备受煎熬

完美无瑕的事物在这个世界上是不存在的，每一个人都既有优点，也有缺点。但许多人不愿正视这个现实，仍旧习惯于追求完美，对人对己都高标准严要求，稍有不如意的地方便是横加指责。

实际上，不去追求“完美”的事物，并不代表着不思进取，不图奋进，只是不要给自己设置不切实际、遥不可及的目标，需要的是脚踏实地、尽心尽力、奋斗不止，这样追求的过程其实也是一种完美。

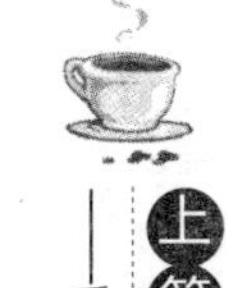

有个人问自己的朋友：“现在我都快受不了了，在一年的时间里已经换了五家公司，然而每家公司都有令我感觉不满意的地方。唉！有没有哪一个公司是没有缺点的呢？我想换到那里去！”

朋友听完他的话，笑着说道：“噢，要知道这世界上没有一个公司是完美的，假如真的有，那么它也将由于您的加入而出现瑕疵。”

事实上确实如此，世界上完美的事物是没有的。假如我们像上文中的那人一直在追求完美，那么就只能给自己带来无尽的困扰。

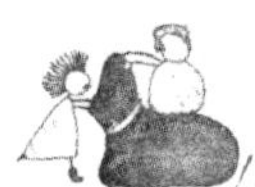

美国著名管理学家彼得·德鲁克曾在书中写道：如果所有的人都没有短处，那么其结果最多是一个平庸的组织。所以，所谓“样样都是”是根本不可能的，才能越高的人其缺点往往表现得也就越明显，事业有高峰，定然也必有低谷。

那些为了追求完美的工作、生活或者感情的人，常常是为一点瑕疵就烦恼不堪的人，最后常常使得自己烦恼缠身、痛苦不堪。

有个男人一直在寻找一个各方面都非常完美的女人，因此等到他70岁的时候，还没有结婚成家。于是，有人问他：“你苦苦寻觅了几十年，找遍了世界上很多地方，难道一个完美的女人也没遇见过吗？”

那个男人悲伤地说：“其实有一次，我是碰到了一个非常完美的女人。”

那个人疑惑道：“那为什么没有与她结婚呢？”

那个男人失望地说：“因为她也正在寻找一个完美的男人。”

在这个故事中，男人和女人都为了追求一个完美的伴侣，最后孤独终生，实在是一种悲剧啊！其实只要他们降低自己的要求，就能顺利地通向爱情的圣殿。

追求完美的人即使能够实现自己的一些愿望，但也会失掉心灵中的快乐与满足，以至于陷入负面的情绪之中。有位心理学家对抑郁症患者进行研究观察，他发现这些患者都是对自己要求很高的人，由于他们过分地追求完美，所以心态才变得越来越抑郁。

其实，每个人都有缺点，只要人们能够以宽和、包容的心看待事物，能够扬长避短，那么他也能成为一个“完美”的人。

有个著名歌唱家拥有完美的歌喉，然而有些缺憾的是她长了一颗显眼的龅牙，这使她在成名之前一直感觉很自卑。

此后在一次全国歌唱比赛中，她听从一位好心评委的劝告，在比赛中不再去担忧她的牙齿问题，而是全身心地投入到演出之中。

结果，她在比赛中依靠自己的实力征服了在场的听众与评委，最终脱颖而出。从此，她正式走上了演艺之路。

可以说由于正视自己的缺陷，那个歌唱家才得以走上成功之路。要知道完美只存在于幻想之中，在这个世界上从来没有过完美，而不完美的事物却是实实在在存在着的。

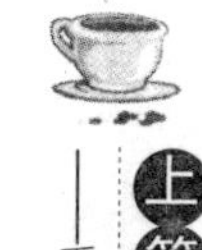

实际上，一味地追求完美会让心态更加疲惫，更加忧愁，更加悲伤。同时，在不完美的世界追求绝对完美的事业，是对客观世界的不认可、不宽容，如此人们就会成为孤独的人，最终在孤寂和焦虑之中苦捱生活。

有个挑夫拥有两只水桶，一只完好无损，另外一只有着裂缝。每天外出给主人挑水的时候，他会将这两只水桶分别吊在扁担的两头。挑夫在将水挑回之后，完好无缺的桶总是能装着满满一桶水，而那只有破损的桶却只剩下了半桶水。

多年以来，挑夫每天都这样挑一桶半水到主人家。而那只好桶为自己每天可以将满满的一桶水送到主人家中而骄傲不已，而那只破损的桶对于自己只能送回一半水而万分难过。

有一天，破损的桶终于羞愧地对挑夫说：“我感到非常惭愧，必须向你道教。

挑夫问道：“你为什么觉得惭愧呢？”

破损的桶说：“在这几年的时间里，当你挑水的时候，水总是从我这边漏掉一半，我只能送半桶水到主人家，我的缺陷严重影响了你的工作。”

没想到，挑夫温和地说：“难道你没有观察小路的两旁，只有你那边有花，而好桶的那边却没有开花吗？我了解你的缺陷，因此我才会善加利用，在你那边的路旁撒了无数的花种，每次在从溪边回来的过程中，你都为我浇花。这些美丽的花朵装饰了周围的环境。假如没有你，这里也不会有这么好看的花朵。”

其实，就像是那个破桶一样，人也会自己的不足之处，只要我们善于发现并合理利用它们，就能将缺点转化优点，将自卑转化为自信，将失败转化为成功。

俗话说得好：水至清而无鱼，人至察则无徒。在现实生活中，我们对人、对事、对自己都不要过于苛求，否则就会使自己陷入孤寂与焦灼之中。生活的目的在于发现美，创造美，享受美，一味地盯着不完美、不理想的事物只能是折磨自己。

须知世界上没有绝对完美的东西，也没有毫无瑕疵的人，即便是再好的东西，也总有一些地方比不上其他东西，即使再崇高的人也有着自己的缺陷。既然是这样，我们何不多一点宽和，少一点苛求，多一些淡定，少一些躁动呢？

谦虚做人，低头做事

在现实生活中，我们经常能看到一些人为了显示自己的与众不同，总是高高在上。特别是当他们拥有令人羡慕的财富、地位、权势与荣誉的时候，就会表现出无比的傲慢。

三国时期的祢衡，自恃才高，目中无人，走到哪里都希望他人对自己恭恭敬敬，假如他人稍有不逊之言，他便破口大骂。

后来，祢衡经他人的推荐而来到曹操帐下效力，只是曹操没有礼遇他。因此，祢衡觉得非常生气，便数次出言不逊，还在曹操面前把魏军中机智过人的谋士、勇不可当的将军都贬得一文不值，说“荀彧可使吊丧问疾，荀攸可使看坟守墓，程昱可使关门闭户，郭嘉可使白词念赋，张辽可使击鼓鸣金，许褚可使牧牛放马，乐进可使取状读诏，李典可使传书送檄，吕虔可使磨刀铸剑，满宠可使饮酒食糟，于禁可使负版筑墙，徐晃可使屠猪杀狗；夏侯惇称为‘完体将军’，曹子孝呼为‘要钱太守’，其余皆是衣架、饭囊、酒桶、肉袋耳。”

在藐视了众人之后，祢衡又吹嘘自己“天文地理，无一不通；三教九流，无所不晓；上可以致君为尧、舜，下可以配德于孔、颜。岂与俗子共论乎！”

祢衡目空一切，曹操自然不会重用于他。于是，祢衡被派去见

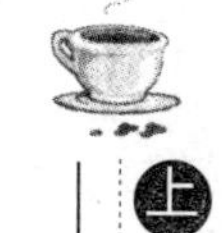

刘表。在刘表那里，他依旧没有改变自己那傲慢的态度，因此仍未受到刘表的重用。祢衡又来到了黄祖那里，他的狂傲惹恼了黄祖，最后被黄祖杀了。

祢衡因狂傲而名气外露，又因狂傲而丢了性命，这就是狂傲的悲惨后果。由此可见，人们放弃那高高在上的姿态，低调做人，低调做事才是正确的选择。

富兰克林曾说过：如果一个人想正确地了解自己，就必须先低下自己的头。低调是一种姿态，是一种修养，也是一种胸襟，更是一种为人处世的智慧。只有低调做人处世，人们才能够以平常的心态来看待世间的一切事物。如若我们一直都是高高在上，那么别人只会认为你狂妄自大，目中无人，聪明的人都会选择离开，因为他们知道和那些高高在上的人是难以有效沟通的。

本杰明·富兰克林是美国著名的政治家、外交家，是《独立宣言》起草人之一。他在年轻的时候，去拜访一位老前辈。当他昂首挺胸地走进一座低矮的小茅屋之时，只听“嘭”的一声，他的额头撞在了门框之上，顿时青肿了一大块。

这时，老前辈笑着出来迎接说：“一定很痛吧？你知道吗？这恐怕是你今天来拜访我的最大收获了——要学会低着头做人。”

通过这次事件，富兰克林可以说正是靠了低头做人的心态，因此才会取得日后的伟大成就。

低调做人、做事，如此人们才能拥有一颗平凡、淡定的心，才不至于被外界的环境左右，以冷静的思考和脚踏实地的工作实现自己的目标。

在南美独立战争期间，有一年冬天非常寒冷，所以士兵们必须动手把兵营修葺得更加暖和一些。在一个兵营的工地上，班长站在高台上高声叫喊，指挥着手下的几个士兵安装一根大梁。这时，一个穿着朴素的军官经过这里，看到班长只顾指挥，却不与士兵们一起干活。

于是，他向那个班长问道："你为什么不动手干？"班长傲慢地回答说："先生，因为我是班长。"

这个军官听完点点头，便立即加入到士兵中间，与他们共同干了起来。在大梁装好之后，军官对班长说："我亲爱的班长先生，假如您还有同样的任务，而且还需要更多的人手的话，您就只管吩咐总司令好了，他会再来帮助您的士兵的。"

班长听完，顿时愣住了，直到此时，他才知道这位军官就是南美大陆的解放者、独立战争的著名领袖与统帅西蒙·玻利瓦尔。

在这个故事里，玻利瓦尔与那个傲慢的班长形成了鲜明的对比，一个有着高高在上、令人尊敬的位置，却甘愿低下头做些小事情；但另一个人却心高气傲，不愿低头做些小事情。这就是人与人之间的区别，最终的成就高下立判。

其实，在现实中还有很多就像那个班长一样的人，他们高高在上，傲慢无礼，不能虚心，最后只能是一事无成。相反，那些愿意低下头做人的人，倒是能够解决很多问题。

有个农民很早就开始研究种桃。为了提高桃的产量，他动用自

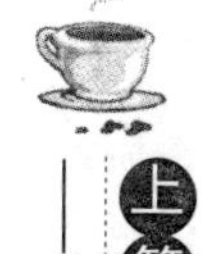

己的积蓄和银行贷款先后建起了多个大棚进行栽培试验，但是他的“直立”树形的研究试验最终还是以失败而告终。就在他进退维谷之际，一个偶然的机会让他的灵感重新闪现。

一次在桃树成熟的时期，他在自己的桃园发现边角处有一棵桃树不知何时歪倒了，于是他走过去准备扶正那棵歪倒的树，意外地发现那棵歪倒的桃树上果实累累，所结的果明显多于其他“直立”桃树上的果实。

经过一番研究调查，他终于得出结论：那棵歪倒的桃树之所以结出的果实较多，主要是因为它接受阳光要比别的桃树多。在一般情况下，直立树形由于相互遮挡，大约有四成的部分不能接受阳光，而歪倒的桃树却从上午到下午始终都能接受阳光的照射。

在这棵“歪脖树”的启示下，这个农民次年便把那些“直立”的桃树有意地弄弯，以一定的角度倾斜下去，形成“一边倒”的树形，从而使得阳光从上午到下午都能充分地照射到树上。结果，这一年他获得了大丰收。

在日常生活中，做人与种桃的道理实际上是一样的。这个故事告诉我们做人不要“趾高气扬”，只要学会弯下腰去，学会适度地弯腰，才能收获更多。如若总是高高在上地为人处世，那么自己永远也不会成长起来。

低调是一门高深的学问，也是一门为人处世的艺术，因为只有低调，我们才能让自己的人生变得更加广阔，才能成就一份完美的事业，也才能使我们赢得厚重、丰富、充实的人生。

在他人的目光中丧失自己的本性

在生活中，总是有很多人喜欢与他人进行比较，比较财富、地位以及荣誉。实际上，总拿自己与别人相比是没有任何意义的，每个人有自己独一无二的地方。

要知道，世界上没有两片完全相同的两片树叶，我们的指纹、声音和 DNA 也是如此。如果我们不断地与别人进行比较，只能对自我形象、信心以及取得成功的能力产生负面的影响。

别人就是别人，每个人都是独特的，我们即便是不能取得如他人一样的成功也没有关系，我们要做的是自己，我们应该活出自己的本性来。

有位记者采访了一位成功的银行家。记者问道："您认为决定您成功的因素到底是什么呢？"

银行家毫不掩饰地说："个性。"

记者接着问："对于资本与资金，您认为哪个更为重要呢？"

银行家答道："资本比资金重要，但是最重要的还是个性。"

由此可见，一个人的个性在很大程度上决定了他的成功与否。

在世界上，每个人都是自己的特点，各有各的性格，各有各的爱好。有孤僻的，定然有开朗的；有爱宁静的，肯定有喜欢热闹

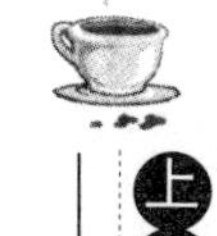

的；有的人热衷仕途，就有热爱淡泊的人。而到底何种生活更适宜于自己，则要根据自己的情况而定，绝不能一概而论。

人们假如觉得独处是一种享受，宁静是一种温馨，那么就绝不会有孤独寂寞的感觉；如若本性活跃，爱说爱笑，这又何尝不是一种幸福？说到底就是不要压抑自己的天性，不要因为外物的影响而考虑太多。

实际上，每个人都有自己独特的轨迹，有自己异于他人的特色，不需要刻意去模仿他人，假如人们能够沿着这种轨迹充分发挥自己的特色，那么就能拥有自己的一片精彩的天地。

一个年轻人想要离开故乡，去看看外面的世界，开始自己的人生之旅。动身之前，年轻人拜访族长，请求给予指点。

老族长听说他要到外面闯荡时，就写了三个字："不要怕。"然后他抬起头来，殷切地看着年轻人说："我的孩子，人生的秘诀只有六个字，今天我先告诉你这三个字，可供你半生受用。"年轻人带着族长的嘱托就离开了家乡，开始了自己的旅程。

一晃30年过去了，这个从前的年轻人早已成为有些许白发的中年人，虽然获得了一些成就，但是也遇到了很多伤心之事。

经过了漫漫归程之后，他终于回到了家乡，又去拜访那位族长。但是，老族长几年前就已经去世了，族长家人取出一个密封的信件对中年人说："这是族长生前特意留给你的，他说总有一天你会再来。"

这个还乡的游子此时才想起来，30年前他在这里知道了人生的一半秘诀，拆开信封，里面写着三个大字：不要悔。

人生就是一种旅程，只要是能够活出自己的真性情，那么又有什么可后悔的呢？每个人的个性都是独特的，完全没有必要去嫉妒或者模仿他人。不论在自己的旅途中有什么艰难险阻，我们都必须保持自己的个性，坚守自己的原则，不要由于一时的受挫就将自己的原则更改，我们需要坚守自己的本性。

事实上，很多成功人士都是因为坚持走自己的路，才会取得人生的成功。

金·奥特雷刚踏进演艺圈时，他总想要改掉他自己那得克萨斯的口音。为了使自己像个城里的绅士，他便自称为纽约人，但结果是大家都在背后嘲笑他。此后，他开始弹奏五弦琴，演唱西部歌曲，开始了他那不平凡的演艺生涯，最终成为一位著名的西部歌星。

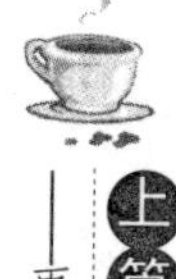

玛丽·玛格丽特·麦克布雷刚进入广播界之时，只想做一名爱尔兰喜剧演员，但是没有成功。后来，她发挥她的本色，努力做一个平凡普通的乡下女孩子，最终成为了纽约最受人欢迎的广播明星。

查理·卓别林刚开始拍电影的时候，导演想让他模仿当时一名著名的喜剧演员，然而他的表演一直都平淡无奇。直到找到了属于自己的戏路，卓别林才一举成为了举世闻名的喜剧大师。

欧文·柏林和奥特雷两人相识的时候，奥特雷已经是一位非常有名望的作曲家了，而柏林还仅仅是个无名小卒而已。奥特雷十分欣赏柏林的才华，愿付三倍的价钱聘请他为音乐助理，但奥特雷同时还说道："你最好别接受这份工作，否则你就有可能会变成二流的奥特雷，如果你坚持以自己的本色努力奋斗下去，你就会成为一个一流的柏林。”对于奥特雷的忠告，柏林牢记于心，他通过努力奋斗，最终成为了美国当代著名的音乐家。

以上这些人正是因为坚守了自己的本性，才得以活出真正的自我，才会获得真正的成功。所以，我们更应该把自己的禀赋发挥出来，耕耘自己的园地，从而弹起自己生命的琴弦。

其实在生活中，还是有很多人为别人而活着。试想这样的人每说一句话，每做一件事，考虑的首先是别人的评价，别人的看法，别人的感受，别人的目光，别人是否认可。如果得到别人的赞扬，他就会兴奋异常；如果别人对他提出批评指责时，他会因此而变得沮丧、萎靡。

现代人有着太多的压抑和绝望，没有活出自己的本性，因此才会感觉活得很累，才会迷失自己，才会看不到生存的真正意义。

在这个世界上，人们最重要是要活出自己的本性来，需要活出自己的真性情，走自己的路，创建属于自己的精神家园，如此就会让压抑的心灵获得轻松，让颠簸的人生之路变得更有趣味。

赢得了成功，却弄丢了单纯

孩子的心永远是天真烂漫的，永远拥有着一颗真心。老师的表扬，考试得了满分，一次有趣的出游，与伙伴们做游戏，收到大人的生日礼物等，都会让孩子感到开心与快乐，即便是孩子之间的吵闹打架，也显得那样有趣。他们幼小的心灵就如同雪一样纯洁，容不得一丝灰尘。

孩童时代的天真、诚实、单纯，都珍藏在了我们童年的记忆里。然而，当我们长大以后，我们却学会了圆滑，学会了世故，学会了钩心斗角，可悲的是我们居然认为自己已经成熟。

和那些孩子相比，我们这些大人缺少了一些什么呢？我们为何会失掉童年时代的单纯和美丽呢？因为我们总是在思想和身体的禁锢下生存，带有了太多的功利性。

在一期综艺节目上，主持人向小男孩问了这样一个问题："假如你是机长，当你的飞机出现故障，机油漏光了，飞机很快就要坠毁，但是降落伞又不够用时，你会怎么办呢？"

小男孩听完认真地回答说："我会让所有乘客在座位上系好安全带，然后自己背个降落伞跳出去。"

全场的所有人都在摇头，感慨就连小孩子都学会了牺牲他人保全自己。这时，众人没想到小男孩又瞪着台下的众人大喊："我出去取机油，还会再回来的！"

这时，整个会场都安静了。

其实，人们往往会用大人的思维来看待孩子的想法，所以才会有上文中的尴尬。在人生的旅途中，人们应该时常用"童心"这面镜子来审视一下自己早已变质的心灵。

恐怕很多人早已丢失了孩童般天真烂漫的笑容，早已不再保持

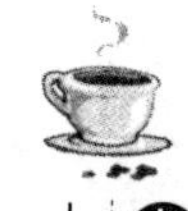

一颗真诚的心。我们为什么不能像孩子一样，在不高兴的时候向朋友尽情地倾诉一下自己的忧愁与烦恼，在开心的时候无所顾忌地开怀大笑一场？也许所有的忧愁与烦恼会在倾诉中消失，所有的紧张和焦虑会在大笑中得以释放。

孩子们的心就如同春风般温暖，像水晶一样透明，像金子一样珍贵。因此，他们能够说出自己最真实、最直接的想法。然而，已经在岁月的流逝里渐渐变得圆滑世故的我们，却总是拿着自己被世俗所污染的心去度量孩子纯洁天真的心。

小男孩的父母很早就过世了，他一直是与自己的妹妹相依为命，妹妹是他唯一的亲人，所以小男孩疼爱妹妹胜过爱自己。

但是，苦难却再一次降临在这两个不幸的孩子身上。妹妹不幸患上了重病，需要输血。但是男孩没有钱支付医药费用，医院了解情况后决定免去妹妹手术的费用。然而妹妹手术所需的血刚刚用完，现在急需输血，否则的话，妹妹很快就会死去。

作为妹妹唯一的亲人，小男孩的血型和妹妹相符。医生问男孩是否勇敢，有没有勇气承受抽血时的疼痛。小男孩稍微犹豫一会，经过一番思考，最终郑重而又严肃地点头同意了，好像是作出了一个十分重大的决定，脸上显露出的是勇敢以及承担责任的神情。

在抽血时，男孩显得十分安静，一声都不吭，只是向邻床上的妹妹微笑着。抽血完成后，男孩躺在床上一动不动，目不转睛地看着医生将血液注入妹妹体内。手术做完以后，男孩停止了微笑，声音颤抖地问："医生，我还能活多长时间？"

在场的医生刚想跟男孩说你会没事的，然而转念间又被男孩的勇气震撼了：在小男孩的意识中，他觉得输血会失去生命。但是，他仍然肯输血给妹妹，在那一瞬间，男孩所作出的决定是如何地勇敢啊！他给自己下定了死亡的决心。

医生握紧了男孩的手，说："放心吧，你妹妹是不会死的。输血也不会失去生命。"小男孩眼中放出了光彩："真的？那我还能活多少年？"医生微笑着说道："你能活到100岁，你非常健康！"

小男孩兴奋地从床上跳到地上，高兴得是又蹦又跳。他在地上转了几圈确认自己真的没事时，再次挽起了刚被抽过血的胳膊，昂头郑重其事地对医生说："那就把我的血抽一半给妹妹吧，这样我们两个每人都能活50岁！"

当时，在场的所有人都被小男孩的话给震撼了，这不是孩子无心的承诺，这是人类最无私、最纯真的诺言。

小男孩是无私的、勇敢的、单纯的，什么时候人们才能像这个孩子一样拥有一种无私真爱的勇气，能够心甘情愿去做一件事情，能够拥有一种快乐和坦诚的心灵？在小孩子的眼中，没有坏的、丑恶的、可怕的东西，而在大人眼中却是处处需要提防。何也？就是所谓的"阅历"使一个人慢慢对周围的事物都充满了戒心和敌意。

有时候，人们的苦恼与忧愁不是因为自己不了解环境，而是源于过于了解环境。当一个人有了太多的教训，懂得了太多的人情世故，他就不再会用单纯的心去看世界。世故就像是一层厚厚的铁

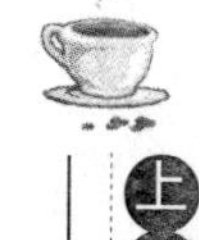

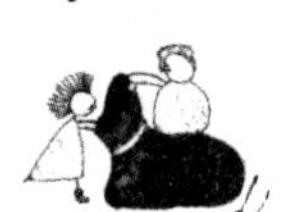

甲，它既可以保护我们，使我们不受伤害，但是它同时也限制了我们的行动的自由，使我们身心负担沉重，步履蹒跚，失去前进的动力，最终一事无成。

当人们不再欣赏真诚，不再欣赏率真与淳朴，而是一味地去攫取实际的财富与地位，并对别人处处设防，他或许觉得自己愈加老练，愈加圆滑了，实际上在不知不觉中，他已经失去了自己真正的心灵。

孩子那种天真无邪、幼稚可爱的一举一动，那双清澈透明、不掺丝毫杂质的眼睛，正在被人们当做不成熟而随手抛弃了。每向前走一步，人们都会从身上遗落一些东西，在这里面就有人类最珍贵的心灵——单纯。

孩子的笑声总是像铃声一样悦耳动听，他们的快乐总是至真至纯。但是在年龄的增长中，我们逐渐失去了单纯，没有了快乐。如若我们能够让自己保持孩子般纯洁的心灵，用达观的心态去做事，用和善的心态去待人，丢掉自私、猜疑，勇往直前，那么我们的人生定然会重新拥抱快乐与自由。

不要为细微小事斤斤计较到天明

大多数人的生活都是琐碎的，所遇到的事情是细小的。对于这些小事情，我们要以一种包容平和的心态去面对，学会看开、看淡、看远、看透。唯有如此，我们才会享受到生活本应有的快乐。

萨拉是一名职业校对员，她曾经校对过的刊物书籍数不胜数。因为职业习惯，即使是在生活中，萨拉也会不自觉地检查单词拼写以及标点符号是否书写或者表达准确。当别人讲话之时，萨拉总在考虑他们的发音是否正确，停顿是否恰当。

有一天，萨拉去附近的教堂做礼拜，听牧师朗读一段赞美诗。忽然，萨拉听到他读错了一单词，她马上浑身就觉得非常不自在，一个校对员的声音在她心里不停地说道：“他读错了！牧师居然读错了！”

这个时候，一只小飞虫从萨拉眼前慢慢飞过，在她的耳边突然响起了另一个更为清晰的声音：“不要盯着小飞虫，忽视了大骆驼。”对呀，怎么能由于一个小错误而忽视了整段赞美诗？过了一段时间，飞虫在萨拉面前稍作停留，然后径直飞走了。萨拉也很快就恢复了平静。

是啊，因为一个小飞虫就忽视了整段赞美诗，显然是得不偿失的，所以请别让小事干扰了我们的正常生活。

假如我们对生活中诸如穿鞋、走路这样的琐碎小事，也怒气不止，也斤斤计较，那么心灵就不会得到安歇，就不会变得轻松，甚至会给自己戴上沉重的枷锁。

一旦出现了令人心烦的事情，我们一定要学会忍让与克制，懂得适时“化干戈为玉帛”，不要让那些无关紧要的小事破坏自己的

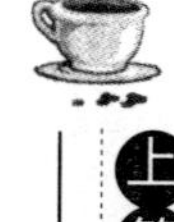

心绪，只有这样我们才会让内心充满愉悦与平和。

狮子素有森林之王的美称。有一天，狮子来到了上帝面前。上帝问狮子找自己有什么事情？狮子说自己虽然有雄壮威武的体格以及强大无比的力气，能有足够的能力统治整座森林，但是每天鸡鸣的时候，它总是会被鸡鸣声吵醒。因此，狮子请求上帝赐给它一个力量，让它不再被鸡鸣声吵醒。

上帝笑道："你还是去找大象吧，它会给你一个满意的答复。"

狮子于是跑到湖边找到大象，还没见到大象，它就听到大象跺脚所发出的"砰砰"响声。狮子立即加速地跑向大象，一看大象正在气呼呼跺脚。狮子问大象它为为何发这么大的脾气？

大象不停地摇晃着它那硕大的耳朵，吼道："有只讨厌的小蚊子，总想要钻进我的耳朵里，害得我都快痒死了。"

狮子听了大象的话，心里暗自想着："原来大象也会怕那么瘦小的蚊子，那我还有什么好埋怨的呢？而那鸡鸣也不过一天一次，但这蚊子却是无时无刻不在骚扰着大象。这样想来，我可就比它幸运多了。"

狮子边想边回头看着跺脚的大象，宽慰自己道："其实以后只要在鸡鸣时，我就当做鸡是在提醒我该起床了，如此一想，鸡鸣声对我还是有些益处的！"

从以上这个故事中，我们知道面对生活中的小事，其实根本就没有必要较真，学会宽宏大度，学会理解、体贴他人，以诚待人，以情感人，不要总是对一些小事耿耿于怀，有时换个角度思考一下问题，也许就能获得另一种收获。

而那些总为小事伤神的人，他们的一生是焦躁的，是烦恼的，也是难以获得心灵的安定。其实，我们与其将时间浪费在琐碎的小事上，让这些小事耗费我们的精力，破坏我们的情绪，还不如忽略它们，专注于自己的事业。

科学家通过研究发现，假如将人呼出的气体导入到一种液体里，当内心平静时，液体是无明显变化的。但是，人在生气时的分泌物甚至可以毒死一只老鼠。研究还表明，一个人生5分钟的气相当于1500米长跑所消耗的体能。

德国学者康德也认为生气是在拿别人的错误惩罚自己。的确，很多人一遇到不顺心、不高兴的事就火冒三丈，怒不可遏，其实这样不但不能解决问题，反而还会影响自己的心情，使问题更加尖锐，更加难以解决。

有个人总是爱生气。有次，因为连续下了好几天的倾盆大雨，他便站在院子中央，指着天空大骂道："你这糊涂、一点也不长眼睛的老天，下这么多雨可让我遭罪了。屋顶漏了，衣服湿了，粮食潮了，柴火湿了……我这么倒霉你有好处吗？还不停，还不停……"

听到他咒骂老天，邻居出来对他说："你骂得如此带劲，连自己被雨淋也不顾，老天定会被你气死，再不敢随便下雨了。"

"哼，它要是能听到就好了，但是它一点用都没有。"他气愤地回答道。

"既然这样，那你为何还在那儿浪费时间呢？"邻居问。

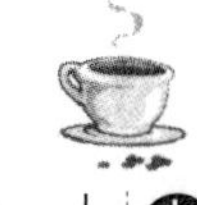

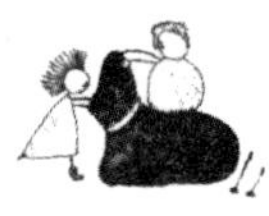

他顿时不知该说什么，邻居继续说："那你与其在这儿不停地咒骂老天，还不如先修好屋顶，再向别人借些柴火，烘干你的衣服，烘干你的粮食。而且也不是天天下雨，不如就趁这个时候在屋里做些平时没空做的事情吧。"

那个邻居的话说得太对了，既然人们没有能力改变外界的环境，不如全心全意地改变自己，这样更容易让自己得到生活中的舒适与淡定。

不要让那些无关紧要的琐事影响自己的生活，不要让它们损害自己的健康，每当心里出现负面情绪的时候，我们不妨让自己淡定下来，别去和小事斤斤计较。一个睿智的人总是能轻松面对人生中很多不平的事情，看淡生活中那些无关紧要的小事。

养成一个开朗乐观的好性格，做一个有头脑、有理智的人，笑看人生，不要随便因为小事生气，用乐观的心态去面对生活的繁杂，让生活的每一天都过得快乐而充实。

远离外界的诱惑

在现代社会中，人们的欲望越来越多，愈来愈膨胀。在前行的过程中，人们在不停地给自己的人生行囊中添加各式各样的杂物，比如香车宝马、美食佳肴、豪华别墅以及万贯财富等。

为了获得这些外在的物件，为了满足自己那无止境的欲望，人们便积极投身于外界的繁华之中，攫取功名利禄。也正因为如此，人的精神疾患日益严重，甚至出现了一幕幕闹剧与丑剧。

有座寺庙由于远离繁华的市镇，所以香火一直是非常冷清。寺院住持圆寂之后，有个法师来到这里做了新住持。他自己绕着寺院私下里巡视了一遍，发现寺院周围的山坡上长的都是灌木。那些野生灌木长出张扬恣肆的枝丫，显示出一派随心所欲、杂乱无章的景象。

接着，住持找来一把修剪园林用的剪子，经常去修剪一棵灌木。一段时间之后，那棵灌木就被修剪成了一个半球形状。寺里的僧侣们不明白住持想要做什么，便向他询问，住持却笑而不语。

有一天，一个衣衫光鲜、风度翩翩不速之客来到了这个寺院。住持出面接待了他。闲谈之后，众人才明白来人只是途经此地，因为汽车出了问题，司机正在修车，因此进寺院想要参观一下。

于是，住持便带着来客到寺院里各处参观。临走时，客人诚恳地问主持："人要怎么样才能清除掉自己的欲望呢？"

住持微微一笑，回身从内室取出那把剪子，然后对客人说道："施主，请跟我来！"他便将来客带到了寺院外长满灌木的山坡上。住持修剪成形的那棵灌木非常醒目地呈现在客人面前。

接着，法师将剪子递给客人，对他说："您假如能常常像我一样反复修剪一棵树，您的欲望自然就消除了。"

客人虽然有些疑惑不解，但仍然接过剪子，走向一棵灌木，用剪子咔嚓咔嚓地剪了起来。客人在修剪了一壶茶的工夫之后，住持问他有什么感觉。客人笑道："感觉身体轻松舒服多了，但是堵塞

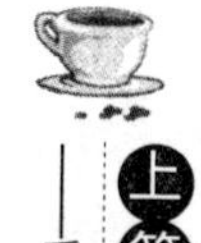

心头的那些欲望好像还没有放下。”

住持点头说道：“开始就是这样的。但只要你经常来修剪，慢慢就好了。”

来客离开之前，与主持约定过十天会再来。其实，住持并不知道，来客是本地区一位声名远播的企业家，最近他遇到了此前从未有过的生意上的难题，正在愁闷不已。

10天之后，企业家来了；16天之后，企业家又来了……一晃3个月时间过去了，那棵灌木已经被那个企业家修剪成了一只初具规模的鸟。

于是，住持问他：“现在是否明白如何消除欲望了？”企业家惭愧地答道：“也许是我太愚钝，在修剪的时候，我都能够气定神闲，心中毫无挂碍。然而，只要从您这里离开，重新回到我的生活圈子之后，内心中的那些欲望还是会冒出来。”

住持听了，笑而不语。最后，企业家修建的鸟终于成形了，住持再次向他提了同样的问题，他的回答仍旧是没变。

于是，住持告诉他：“施主，你知道为什么当初我让你你来修剪树木吗？我是希望你每次在修剪之前，都能看到此前被剪去的那部分，这次重新长了出来。这实际上就像是我们的欲望，你不要指望自己能彻底消除它。我们所能做的就是尽可能将它修剪得更美观。而一旦放任欲望随意生长，它就会像这任意生长的灌木一样，最终变得丑陋不堪。但是，只要你能够时不时地对其加以修剪，那么就能将其变为一道亮丽的风景。对于名利而言也是同样的道理，只要取之以道，用之以道，利人利己，就不应该将其当做是心灵的

桎梏。”

企业家听完后，顿时恍然大悟。之后，在这个企业家的推动下，来到这个寺院的香客越来越多，寺院周围的灌木也一棵棵被修剪成了各种规则的形状。这个寺院也变得香火渐盛，日益闻名。

实际上，人都有欲望，欲望就像是草木一样，如果不加以控制就会胡乱生长。想要控制住自己的欲望，就要像住持所说的那样，时时加以修剪，最后才能让心灵摆脱外欲的羁绊。

贪欲过多，人们不仅难以获得更多，甚至连原来可以得到的也可能会失去。事实上，人生之路会遇见不同的风景，这就往往需要人们不断调整自己并与现实相互磨合。如若贪婪没有止境，永远苛求完美，那么这就会令很多人承受更大的压力，最终会失掉心灵的宁静。

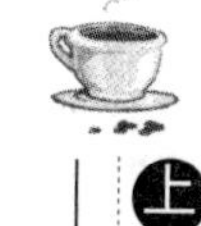

一家运输公司想要招聘一名汽车司机，给出的薪金很高，但它的要求也极其严格，除了要有精湛的技术与素质以外，还要有强烈的安全意识。

由于这家公司很有名，因此招聘启事一出，便有大量的司机闻讯赶来应聘。在经过了层层筛选以及考试之后，三名技术优良的应聘者成为了最佳候选人。公司想要在最后的复试中从这三名司机中挑出一位最优秀的司机。

复试的题目内容是：如果悬崖边有一块金子，而这时让你们开车去拿，你觉距离悬崖多近而又不至于掉落呢？

第一位应聘者想了一下，考虑了一下实际情况中可能出现的诸

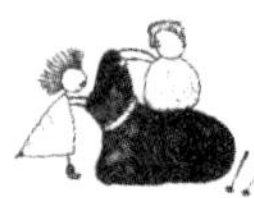

多情况，最后推算出安全的距离：“按照我的推算，距离两米可以说是较为安全的。”

第二位应聘者对此却并不认可，他胸有成竹地说：“安全距离是一米。”

而第三位应聘者却静静地坐在那里，似乎就根本就没有思考这个问题。等到那两位回答完毕，他说：“如果是这样的话，我会尽量远离悬崖，越远越好。”

最后，公司录取了第三位应聘者，公司给出的理由就是：只有这个人的安全意识是最强的，因为他能坚决地拒绝诱惑。

对于一个司机来说，金子就是诱惑，只有远离金子，才是最安全的。其实，诱惑到处都是，人们往往是不顾一切地去追求外界的诱惑。同样的道理，人们在婚姻、事业、名誉上也会遭遇诸多诱惑，人们只有时时裁剪它们，这样才能够让自己健康的身心保持得长久。

当我们的欲望过多的时候，就需要多做一些减法，减掉那些非分的欲望，清楚自己更想要什么。如此，我们方能在人生之路中永远保持正确的航向。

抛弃心灵中的浮躁

成功是每个人都向往的，然而却也不是短时间可以达成的。俗话说“欲速则不达”，这就是说人们可以拥有获得成功的勇气和决心，却绝对不能拥有心浮气躁的冲动心。

曾有一位哲人说过：“浮躁之心态很可怕，它侵吞你的斗志，蒙蔽你的双眼，使你急功近利，只要你的需要没有得到满足，那么便会生出诸多的焦躁与烦恼。”此话确实不错，因为一个人假如变得急躁起来，就极易陷入一种偏执、非理性之中，在这种心态下，人们也就难以看清通向成功的正确之路了。

小杨大学刚刚毕业，原本打算考研，但是他失败了，对他而言前途马上变得渺茫起来。就在这个时候，他的女朋友进入了一家非常著名的跨国公司去上班，这一下对他的打击更大了。就是因为这些，小杨感到非常自卑，他总是担心自己的女朋友可能会移情别恋，以至于变得越来越消沉。

小杨的同学都去主动出去寻找工作的机会，他却自暴自弃，借酒浇愁，酒醉之后还要经常与他人发生争吵。此时，他那浮躁的心情已经让让他难以静下心来做任何事情了。

看到小杨这样，他的女朋友是焦急万分，经历了一番努力终于说服他去看心理医生。

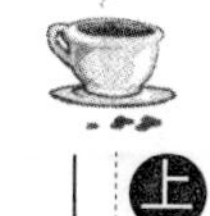

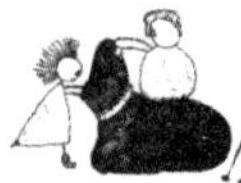

心理医生在听取了小杨的事情之后，便开始对他讲："你现在的情况就如同大海里的章鱼。章鱼在大海中原本是能够无忧无虑地生活，自由地享受美好的时光，但是它却把自己的手臂牢牢地固定在海里的珊瑚礁上，最终令自己无法动弹，内心焦躁不安，也让自己远离了快乐的时光，陷入无望的绝境之中。你想一想，真正让章鱼失去这一切的正是它自己造成的……而那只章鱼实际上就是现在的你，你把自己束缚在了不良情绪之中，难以摆脱，那你为什么不放开缚着烦恼的手？为什么不用它来为自己争取人生的幸福与成功呢？"

事实上，很多像小杨一样的人在现今的竞争激烈社会中遭遇了挫折之后，便会被烦恼所困扰，进而失去平和的心态。这些消极的情绪如果无法自我排解，一味地任由它恶性发展下去，那么那便只会作茧自缚，失掉自己人生的真正航向。

古人训诫道："锲而不舍，金石可镂。锲而舍之，朽木不折。"一些人将自己的努力付诸正确的目标之上，戒骄戒躁，脚踏实地，因而才能够奔向成功的正确道路。而另外一些人虽然聪明，同样有着取得成功的资本，然而他们往往因为自己的浮躁而无法专一做事，失掉了意志和恒心，最终是功亏一篑。

其实，每个人都会出现浮躁的情绪，关键是要能将那些消极的情绪调整到正确的轨道上来，将生活回归原位，否则的话只会迷失前进的方向。

有个人遍访名师学习武术。后来，他终于找到一位武学大家。

于是，这位大师便传授他一套武术，再三叮嘱他要勤加练习。

但是练了一段时间，他便找到大师问道："像我现在这样练武，究竟要多久才能够成功呢？"大师说："10个月。"这个人接着又问："如果我去掉晚上睡觉的时间，也用来练习武艺，那里成功还需要多久呢？"老大师答道："10年。"

听完，这个人非常吃惊，但依旧不死心，又问道："假如我把一天的全部时间都用来练习，绝不停歇，那么又需要多久呢？"大师慨叹道："估计你今生无缘了。"

在上文中，这个人由于抱着急于求成之心，想要一蹴而就，因而难成大器，这就是急于求成的坏处。抱着这种心态的人其实在现实生活中，比比皆是。

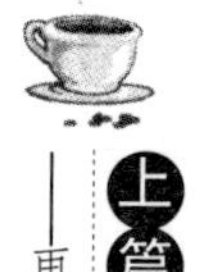

一些刚刚毕业没多久的大学生，在就业形势日益严峻的今天仍旧不肯踏踏实实地做好自己的工作，总想一口吃成一个胖子。他们在现实的闯荡中连连碰壁后，又不肯静下心来好好总结，心浮气躁，以至于最终彻底失去了成功的机会。

对此，有识之士就认为现在的学生急功近利之心太重，这使得他们已没有耐心听完任何人的话，更没有耐心花在阅读名著或欣赏名曲上，他们对任何学习都已经不抱兴趣了。

其实，不只是学生，这是现代所有人的通病。他们忽视量变与质变之间的关系，做事总想立竿见影，一步登天。有的人还居然幻想获得知识像给汽车加油一样，在瞬间就能完成。之所以会出现这种情绪，就是由于人们的心浮气躁。

获得成功几乎是所有人的愿望，然而浮躁心态下的人们早已不

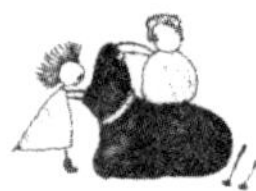

再看重成功的过程，他们看到的只是成功的附加值，那些滚滚而来的财富和一些人人向往的虚名，久而久之浮躁之心便愈加强烈了。因为浮躁，人们更加偏激，不再关注那些成功路上的艰辛，关注的只是巧合的运气或者是那些虚妄的命运。

即便有些时候，他们的“成功”早已降临，但是浮躁的心理却难以让他们感受到喜悦，他们偏执地认为“成功该是名与利的终极混合”，因此便把目光放在了错误的地方，以至于自己的情感和心灵走进了死胡同。

作为生活在这个浮躁社会的现代人，我们更应该清醒地认识到浮躁是实现幸福生活和走向成功之路的绊脚石，必须把它搬走，让自己的内心平静下来，稳稳当当地做事，脚踏实地地去实现自己的理想，如此在实现的过程中，我们也会体会到快乐以及心灵的充实。

中篇　行动篇

——平静的心灵可以产生强大的气场

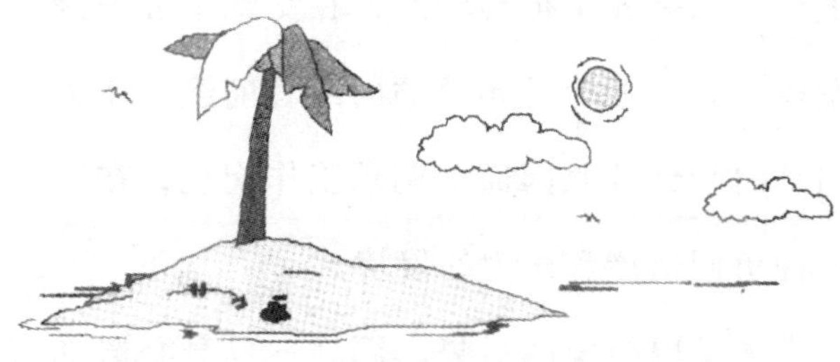

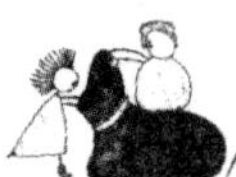

第一章　拒绝做职场的苦役

身在职场，人们就难以避免职场的各种纷争。在与上司、同事、客户交往的过程中，经常会遭遇各种各样的困扰：职位的调动会让自己情绪低落，上司的批评会让自己委屈不已，同事的挑拨离间更让自己愤怒不已。

想要在职场左右逢源，想要得到其他人的认可，就要学会调整自己的情绪，合理安排工作计划，巧妙地流露出自己的想法，你就能获得好的职场环境以及强大的气场。

在工作中学会调整情绪

随着社会的快速发展以及竞争的日趋激烈，人们面临的各种压力不断增大。有的人在工作中总是处于被动状态，在受到不公平待遇的情况下，其实很想发作，只不过为了顾及颜面或者前途，才会勉强忍耐下来；有的人则是因为种种原因而被调动工作岗位，在这个过程中不得不忍受着各种负面情绪和压力的侵扰。

凡此种种，都会给人带来难以想象的后果。因为一旦身心遭受的压力超过了身体负荷，人们就非常容易出现偏激情绪。这个时候，如若能够及时调整自己的情绪，那么我们便能排除那些压力带来的负面情绪，从而让自己的人生之路变得更加宽广。

余女士是一家大型企业的行政管理人员。有一次，她对一个与自己十分要好的同事无意间说了一些关于公司的话语。没想到，这个同事竟然在背后做了好多小动作，将那些言谈有意无意地传到了老板那里。这使得余女士被调离了自己深爱的专业。

余女士原本在自己的岗位上工作非常出色，在被通知调到其他部门后，满腔悲愤的她知道自己已成为了办公室政治的牺牲品。她悲的是跟自己关系最近的人竟然是伤害自己最重的人；怨的是自己没有一个正确的判断，太容易轻信他人。

岗位调整以后，余女士的薪水也随之大幅下调，她从原来的爱说爱笑开始变得郁郁寡欢，过了很长时间，她都没有这种情绪中恢复过来。

不仅如此，公司里那些原本非常聊得来的同事再也得不到她的信任，就连工作中一些简单的交谈对她来说都变得困难起来，因为她生怕再被其他人利用。

在职位与薪水受到双重打击下的余女士，只有通过健身来打发休息时间。现在余女士每天基本正常上下班，没有了原来的工作激情，更没有了心情与其他部门的人打招呼。

余女士之所以出现这样的情况，有其他人的原因，但关键的还是她自身的原因，她只要及时调整自己的情绪，换个角度看问题，就能很快从失意中恢复过来。因此说一个人如果没有良好的心态，

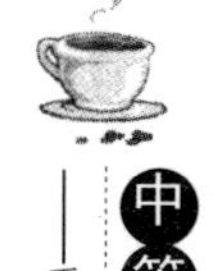

那么就很容易让自己的职业生涯偏离航向。

面对类似的情况，我们一定要矫正自己在公司里面的“配角意识”，牢记自己是来工作的，不是来替别人工作的。其次是不要在他人的夸奖中得意忘形，不要过高评估自己的力量，不要低估他人的能力，做事要分清主次，要尽快树立自己的职业目标，如此方能尽快将热情集中到工作上去。

实际上，职场上发生冲突是常见的事情，情绪上的变化也是不可避免的。人际沟通专家认为，争执虽然是一种冒险，但是假如彼此能充分掌握表达愤怒的技巧，其实也是一个学习沟通的好机会，可以帮助双方了解错误，改进彼此的关系。当人们因为岗位调动而出现负面情绪时，适时地调整一下自己的心态以及沟通的技巧，事情就能够得到好转。

很多人长时间处在一间办公室里，经常会由于升迁、考绩、沟通、调动等因素，而产生一些不愉快。在工作期间，零星的言语冲突和偶尔的摩擦，在办公室这个小空间内是任何人也无法避免的。但是，同事们基本上每天都得碰面，因此最好不要把场面搞得太过尴尬，要有回旋的余地。

人们通常认为愤怒、喧闹、轻佻、悲痛、焦虑、哭泣、争吵等这些情绪化的反应都不应该出现在办公室内。因为这些负面情绪不但使得自己易发脾气，而且可能为自己树立更多的敌人。办公室应该是人们冷静思考、理智办事的地方，那些情绪极易激动的人是不应该出现在办公室里的。然而，有人的地方就会有负面情绪的出现，特别是因为工作而感受到的压力、挫折、误解、争吵、沮丧等情绪随时都有可能存在，并且潜藏在办公室的每一个角落。

在这些由于工作而产生的负面情绪面前，我们应该如何来应对呢？

第一，让自己保持安静，逐渐降低对事物的欲望，自我要求不要太高，如此会获得更多的求胜机会。

第二，学会爱护自己，善待自己，尽量去帮助自己能帮助的人，这样你不仅能够得到更多的快乐，也能够缓解自己的减压。

第三，喝一杯白水，听一听舒缓的轻音乐，闭上眼睛回味一下身边的人与事，慢慢梳理自己的未来，就能够缓解你的烦躁情绪。

第四，不要去嫉妒别人，对自己充满信心，对自己的每一次进步都应该感到开心。复杂的事情简单来做，简单的事情认真去做，认真的事情反复来做，最终将事情做到最好。

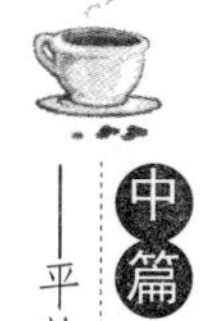

第五，广泛阅读，不断吸收新的养料。现代人面临的竞争越来越激烈，人际关系也越来越复杂，为了提高自己的竞争力就要进行广泛的阅读，充实自己的头脑，这既能丰富自己的知识，也能在一定程度上缓解压力。

第六，无论在什么情况下，自己都要看得起自己，即便是全世界都不相信你，看不起你，你也一定要对自己有信心。因为只有你喜欢上你自己，才会有更多的人喜欢你。如若你想使自己成为一个对他人有用的人，只要努力去争取、去奋斗，就定然会实现。

第七，要学会调整自己的情绪，凡事尽量往好处想。很多人遭遇一些挫折的时候，就变得不知所措，原本可以顺利解决的问题，就是由于把握不好情绪，才会让简单的事情复杂化，让复杂的事情

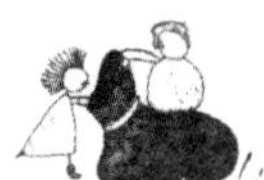

更加难以解决。实际上，人们冷静下来，把握好事情的关键，处理好每个细节，那么事情往往自然就能迎刃而解。

第八，珍惜自己身边的一切事物，不要用言语来伤害他人。

第九，热爱自己的生命，不断吸收新的养分，要有不同的思维。学会换位思考，尽量寻找新的事物以满足自己对世界的好奇心。

言而总之，工作场所就是一个小社会，里面有美妙的音符，也会有不和谐的噪音。当人们因为工作上的种种原因而产生负面、消极的情绪时，不妨尝试调整一些工作方法，放慢工作的步伐，让心灵平静下来，或许就能变成一个更加优秀的职场成功人士。

远离老板恐惧症

对于那些身处职场上的人来说，老板往往是员工心中的梦魇，他们就是员工心中的一个对立面。因此，当一些人遭遇较为严厉的老板之时，心中就会产生莫名的恐惧感。

其实，员工在老板的手下工作，有时不得不看老板的脸色行事也是一种常理。但是，如若对老板产生过分的恐惧感，不能和老板进行正常的接触与交流，那么这不仅会给自己带来沉重的压力，给自己的工作带来诸多不便，更会损害自己的身心健康。

施小姐大学一毕业就通过应聘进入了现在就职的这家广告公

司。但是仅仅工作了不到一年的工夫，施小姐就患上了严重的“老板恐惧症”。

刚进公司的时候，她为了便于区分，便在手机上为不同身份的人设置了不一样的手机响铃，给老板设置的是成龙演唱的“真心英雄”。起初，每当“真心英雄”响起之时，施小姐就会觉得精神振奋。但是过了一段时间之后，“真心英雄”却像“紧箍咒”一般，总是让她浑身战栗，有时经过深呼吸之后才敢去接通。

慢慢地，施小姐一听到老板的声音就会觉得神经紧张，每当路过老板的办公室，她都会蹑手蹑脚，就怕被老板发现然后被叫去谈话。在开会的时候，施小姐也尽量选择离老板最远的位置，并始终低着头，不让自己的目光与老板交流。

后来，老板也发现了施小姐的异常，曾经试图和施小姐进行交流，但是施小姐含糊其辞的表现总是让谈话以失败而告终。

在上文中，施小姐患上的就是典型的“老板恐惧症”，老板恐惧症属于社交恐惧症的一种，对职场人士来说是一种较为常见的心理问题或心理障碍。

特别是一些职业女性，她们的天性就是自卑、敏感，相较于男性，她们一般内向、胆小，因此更容易患上“老板恐惧症”。在这种症状的影响下，人们会感到心神不宁，工作效率变得低下，最终工作也就变成了沉重的苦役。

小王大学毕业后进入了一家私企上班。因为公司的同事不多，因此他经常要和老板独处。老板做事严谨，而且又不苟言笑，这就使得原本就性格内向的小王感受到了很大的压力。

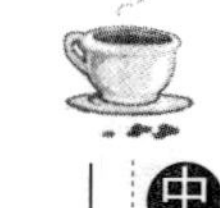

有次在对一个新项目进行论证的时候，粗心的小王将一个数据写错了，致使最终计算结果出现了严重的错误。老板发现后，对他进行了严厉的批评。

从那之后，小王只要是一看到老板就感觉浑身不自在，到最后居然出现了“上班恐惧症”。一想起早晨要与老板面对面工作，小王就觉得头疼、肚子疼，要上好几次厕所才能出门。到了公司，他也会焦虑不安，不想与同事说话。

下班的时间一到，小王就如释重负般长舒一口气，精神百倍地下班了。现在，他最渴望的就是生一场大病，这样就能够名正言顺地不去上班了。小王的这种心理让朋友们担心不已。

由此可见，“老板恐惧症”对人们所造成的严重后果不仅是在心理上的，更会打乱工作计划，让我们的职业生涯变得颠簸曲折。

实际上，有很多职场白领原本是非常优秀的，但就是他们的敏感、内向以及内心的脆弱，因此才会患上“老板恐惧症”。当紧张与不安就开始占据他们内心之时，本来能够顺利完成的工作，却因为过分的恐惧与担心而被拖延、耽误，甚至撤销。

作为一种负面的心理因素，“老板恐惧症”给大量的职场中人带来了数不尽的烦恼与沉重的心理负担。那么，面对这种“恐惧”，上班族们又应该如何来消除呢？

其实，老板也是有血有肉的普通人，他们只是因为某些因素的推动才被推向了老板的位置。将你推上那个位置，你也能成为老板队伍中的一员。如果你的心理有了这样的平等观或普通观，“老板恐惧症”也就很容易被克服了。

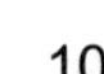

有些人认为假如与老板走得过近，就会招来外人的非议。身正不怕影子歪，多与老板进行沟通与接触，不但能够了解老板的想法，也可以更好地把握自己的职业方向。同时，我们从一些成功人士的身上，也能学到很多自身不具备的优秀品质。

此外，学会与老板沟通是一项十分重要的职场技能，然而很多人都做不到这些。因为他们在与老板沟通不利后，恐惧的因素就会慢慢滋生。因此，人们需要掌握正确的沟通技能，比如能够从沟通方式以及沟通内容等方面着手，注意自己的措辞、态度、表情和情绪，如此多加练习便能取得预期的效果。

总之，老板并不可怕，可怕的是人们不敢去正视“老板恐惧症”。我们只有勇敢地对待这个问题，以积极的心态去改变、去适应，那么与老板之间便能建立起和谐的关系。

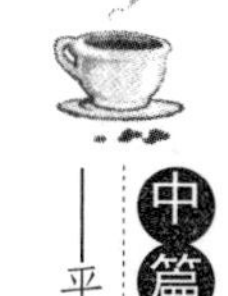

你也可以“管理”自己的上司

在职场中，很多人都觉得上司是管理者，下属只有服从指挥的份。但实际上，一个成功的、有活力的团队需要上司与下属有效互动，各自发挥自己的优势，才能做好每一个项目，才能做出巨大的成绩。

有时候，聪明的下属也能够“管理”自己的上司。学会与上司进行高效的沟通，用自己的言语和行动去影响上司，建立起一种良性的关系，使自己与上司更易相处，从而提高工作的效率。

魏先生曾在一家大型企业担任高管。当时，这个企业有两个老板，二老板很有个性，办事能力也是极强的。面对这个很强势的老板，魏先生倒是没有害怕，因为他有自己的方法，敢在“太岁头上动土”，“管理”自己的上司。

有一次，在关于养老保险的问题上，魏先生与二老板发生了争吵，他觉得自己的想法能够更好地为基层员工服务，于是直接向老板提议，通过竞标的方式来决定最终方案。老板很不情愿地接受了魏先生的这个提议。在接下来的时间，他找了二老板最信任的人来帮助自己组织这次竞标活动，目的就是为了要显示自己的公正。

当然，魏先生还需要得到大老板的支持，于是他主动去找了大老板。在大老板那，他表现得极为自信，并提供了强有力的证据，最终获得了大老板的信任与全力支持。

最后，竞标活动进行得很成功，印证了他的观点是正确的。在整个过程中，魏先生不仅充分展示了自己的能力，更是获得了两个老板的尊重与认可。

职场少不了员工，也不能缺少领导。当下属想要与自己的上司保持一种良性关系之时，不妨尝试一下管理自己的上司，或许就能像魏先生那样获得老板的尊重与认可。

有时候，假如我们想要从老板那里获得有价值的资源和工作上的大力支持，那么就需要懂得如何来“管理”自己的上司，给予他想要的东西。这里所谓的“管理”并非是去挑战上司的权威，而是以自己的行为积极主动地去影响上司，获得上司的支持，使上司用自己的权威帮助你获得更多的资源。

实际上在工作中，上司和下属之间有着相互依赖的关系，下属尽管缺少一些权力，但依旧能够对上司形成一定的影响力，比如可以寻找各种强有力的证据，通过事实说话。

杰克·韦尔奇被誉为全球第一 CEO，他将一个幸运职场人的必备条件归纳为三点，那就是一份自己喜欢的工作，一个呵护自己的家庭以及一个赏识自己的好上司。

然而，真正赏识自己的上司是可遇而不可求的。

有个白手起家的公司老板有着独到的眼光和魄力。然而，在公司规模不断壮大的过程中，他的管理已经明显滞后了。特别是公司的大事小情，老板必然是事必躬亲，既不授权给下属，也不重视人才的选拔与培养，因此公司的运作效率一直非常低下。在这种情况下，公司的人力资源部门等于是形同虚设，根本得不到足够的重视。

后来，公司人力资源部门经理积极鼓动老板去参加 MBA 学习，共同讨论公司现在运营中遇到的各种问题，还建议老板参加人力资源专家研讨会及各种人力资源峰会。

半年之后，成效果然明显。不但老板的工作思路改了，而且人力资源部门也受到空前的重视，经理的职务权限也拓宽了，工作也就成了一件非常令人高兴的事情。

由此可见，人们只要掌握一定的技巧与方法是能够影响自己的上司的。

其实，上司在一定程度上掌控着下属的命运以及前途，而人们

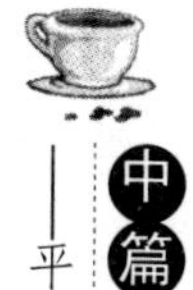

在潜意识中缺乏向上管理的意识，再不就是将上司想象得过于严厉、残酷或者恐怖。但是，上司也是有血有肉人，试着从一个普通员工的角度去“考察”自己的上司，就会发现“管理”上司原来这么容易。

第一，你要给予上司信任感与安全感。对于大多数上司来说，当看到下属辛勤工作，或者通过沟通了解了下属的工作进程，他们就能够获得心理上的安全感。因此，下属在工作上应当尽职尽责，服从上司的领导以及安排。假如有异议的话，要学会以巧妙地方式表达自己的不同意见。

第二，要尽可能地帮助自己的上司。

第三，你要寻找与上司的契合点。心理学家通过研究发现，工作方式、工作风格等深层次的相似性更易于赢得上司的认可与赞赏，更便于让上司接受自己的意见与观点。

所以说，上司与下属之间不单单是简单的隶属关系，只要人们学会职场技巧，也是可以“管理”自己的上司的。

化解升职带来的困扰

对于那些在职场苦苦挣扎的人来说，升职是每一个人期盼万分的事。然而有一天真的被提升到了较高的职位，一名普通的员工瞬间就成为了他人的上司、领导，这带来的往往不是喜悦与振奋，而是更多的烦恼与压力。

武先生在这家公司做基层技术人员，一直是兢兢业业，深得上司的器重。后来，由于他能力出众，因此被提拔到了公司总部。

刚到公司总部时，武先生确实曾想大干一场，但是随着工作的步步开展与深入，他渐渐发觉在总部的工作压力极大，总部的每一个决策、每一个计划的制订与实施都关系到整个公司的利益，一旦出现差错，就会造成重大经济损失。

而且在公司总部，人际关系也是盘根错节，人事争斗时有发生。所以，武先生感觉在总部工作远没有在基层轻松愉快。没过多少时间，武先生便感到心力交瘁，十分沮丧。

在职场，像武先生这样的现象不在少数。虽然升了职，加了薪，但身心压力却变得更加沉重、更加焦躁。想要摆脱升职带来的困扰，就要学会慢慢调整自己的心态，不要让升职成为自己的精神负担。

如果你在职场获得了升迁，那就说明你的某方面能力得到了认可，但这不意味着你可以自我满足了。怎样做一个合格的上司，做什么样的上司，怎样做好上司，这还需要人们不断去学习，不断去摸索。千万不要被一时的兴奋或压力冲昏了头脑，乱了自己的方寸。

在传统思维中，“官本位”对人们的影响是深远的，因此很多人感觉“一朝权力在手”，便心理平衡了。实际上，升职后出现的一些身心障碍也是不容忽视的，比如骄傲自满不能令人信服；急功近利不但无用，反而“欲速则不达”；压力重重则会令人心力交瘁

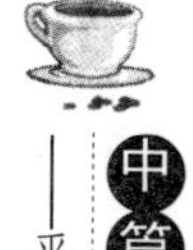

等。这些状态对于刚刚升职的人来说都是非常危险的。

王女士在一家大型企业工作了十余年，不久前，年纪将近四十的她被提升成了办公室主管。这个职位在很多人眼中都是令人羡慕的，但是王女士却因为这次升职而使得原本平静幸福的生活变得糟糕异常。

原来，王女士一直是在做行政工作，与同事相处十分融洽。但是，自从她在升职后却受到诸多了困扰，以前那些相处得很好的朋友都渐渐疏远她，有些共事多年的同事也因为嫉妒而想方设法找她的茬。

同时，王女士在升职后，无论是工资还是社会地位都比她老公高了一截，她总感觉这个给老公太大的压力，甚至影响到夫妻关系以及家庭和谐。而且王女士在升职后，工作异常繁忙，常常很晚才回家，很难照顾到家庭，老公对她更是颇有微辞了。

王女士虽然精明强干，但是她也知道“女强人”大多会遭遇婚姻以及家庭的不幸，所以她现在是身心压力巨大，害怕再这样下去自己会承受不了。

人们在升职后面临的问题与困扰往往不单是工作上的，还有生活上的。若想化解这些难题，人们就需要学会职场的一些技巧与方法。但是，也有一条以不变应万变的法则，那就是做好自己的本职工作。不要把升职当做一件过于重要的事，而要将它看淡，以平和的心态面对就可以了。

升迁到公司更高的职位之后，其实就是工作岗位不同了，自己的思考得从宏观角度着眼，责任又重了一些。那么，在实际工作当中，人们应该怎么调节自己的心理，从而以更加饱满的热情工作和生活呢？

第一，要克服骄傲自满心理。人们在升迁后，假如骄傲自满心理表现得过于明显，不仅难以服众，给他们留下话柄，上司也会看不惯你，从而影响到自己的职业生涯。其实，人们想着怎样努力把工作干得更好才是最重要的。

第二，要学会克服忐忑不安的心理。在职场中，每个人的职责都是不一样的，上司也不一定就能将事情做得最好，只有善于调动下属的工作热情，巧妙运用下属的特长，发挥团队的能量，才能成为一个好上司。

第三，要克服大包大揽的心理。在获得提升后，不要大包大揽，对事不必事必躬亲。既然你已成为领导，就应当花时间去培养一个得力的团队，善于把握员工的情绪，懂得怎样去鞭策下属，增强团队力量。

第四，要克服迫不及待心理。俗话说，新官上任三把火。每一个刚获得提升的人，都想要急切地表现一番，殊不知欲速则不达。因为你还没有完全了解所有的情况，还没有得到下属的信任与全力的支持。所以，你需要制定切实的目标，整合好自己的团队，然后一步一步地去完成。

总之，升职不仅是个人发展的机遇，也会面临众多的挑战。若想化解职场上的那些问题与困扰，就要积极地调整自己的心态，循序渐进地开展工作，如此方能打开局面，开启一个新的职场生涯。

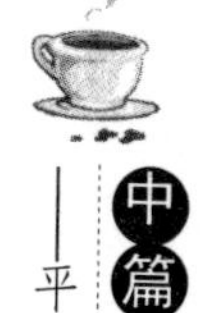

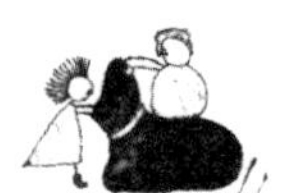

不要搬弄是非，要谨言慎行

职场有团结合作，有亲密无间，同时也会有流言飞语与阴谋诡计。而在办公室恶习排行榜中，传播流言飞语排名第一。

相对于昂扬向上的激励言语，流言就是职场中的软刀子，它不但会影响了上班族的工作情绪，更能影响工作质量与工作效果。而且在职场上，永远也不缺少搬弄是非、挑拨离间的同事。

陈小姐大学毕业后，进入一家商贸公司从事文员工作。由于没有任何工作以及社会经验，陈小姐渴望尽快和大家打成一片。实际上，这家公司的业务还是十分繁忙的，大家整天都忙忙碌碌。不过来公司没多久，陈小姐很快就发现，同事们都喜欢聊些飞短流长，甚至是搬弄是非。陈小姐知道这样做不对，然而也不便当面指责他们。很多时候，当同事们在不断地说东道西的时候，陈小姐只是安静地坐在一边。

有一次，同事们在讨论老板是个吃软饭的家伙，所有都是依赖着太太娘家的支持才到了现在。他们是口若悬河，而陈小姐心底里却非常厌恶。就在这个时候，老板突然出现了，一脸怒气地钻进了自己的办公室。

从此以后，老板再看到她们当时在场的几个人，均是一副冷峻的表情。这无疑让陈小姐刚刚开始的职场之路布满冰霜，因此她是焦虑不已。

不过，陈小姐没有急于向老总解释自己的无辜，而是在闲暇时刻意与那些爱说闲话的同事保持距离。慢慢地，老板终于开始信任陈小姐，不再对陈小姐冷眼相对。

然而，那些同事却由于多次无中生有，最终超越了老板的心理承受的极限，在付给他们遣散费后，提前解除了他们的合约。

无论如何，搬弄是非的人都不是被他人所欣赏的。像陈小姐一样，远离这些传播流言飞语的同事，才不会让自己在险恶的职场上触礁。

但是，一个人自从来到这个世上，就不可能永远孤立地生存。踏入社会，进入职场，必然要面对形形色色的同事、朋友。很多人抱着清者自清、浊者自浊的心态在来对待办公室政治，自以为只要能独善其身就能够远离是非，但其实办公室里没有能够明哲保身的人，只要身在职场里，就是处在名利场中，没有所谓的避风港可容藏身。

而且很多人还天真地认为，只要自己专业素质过硬，在工作上脚踏实地，不惹是生非，总有一天上司会注意到自己这个人才。然而，最后结果往往是事与愿违，因为专业技能不是职场升迁的唯一指标，躲在人群的后面，不与同事交流，自己是永远成为不了领导者与管理者的。

一些人认为职场政治是公司管理层才会有的钩心斗角，跟基层的员工没有多大关系，其实管理层有管理阶层的政治学，基层员工也有基层员工的政治考题。一个团体或者组织既然是由人组合在一

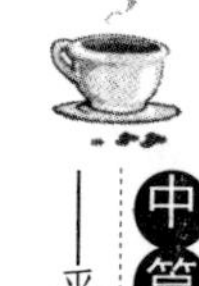

起的，那么每个人就都有自己的优先级与利害关系，假如不会协调人与人之间的关系，那么想要平步青云就只能是痴心妄想了。

因此，身在职场的每一个人都应该认清职场没有旁观者的角色，这是一场你不下场参赛就必定会自动被判出局的游戏。一味想要独善其身的人，最终很有可能是被大家遗忘，甚至哪一天就得卷铺盖走人。作为一个有着职业道德的人，我们不能在职场兴风作浪、搬弄是非，可以不必参与到职场斗争之中，但却必须保持消息灵通，随机应变。

许多人在进入职场后，为了争所谓的地位与权势，不惜四处散播谣言，或者搬弄是非，致使人人厌恶，公司的和谐状态被完全打破了，职场中的游戏规则也被破坏了，结果往往是不得不出局。

楚先生刚进入这家公司后，不知道办公室政治的深浅，与同事张某一同出去吃饭，听张某诉说主管陈某的一些是非。之后，楚先生便在后来的一次机会中将这些话又原封不动地告诉了主管。陈某一气之下，又说了张某一些事情，楚先生此后又在一次偶然的机会中告诉了张某。

因此，张某与陈某大吵了一架，顺带便牵出了楚先生。最后，老板为了摆平这些事情，把楚先生辞退了，这才平息了那两个人的冲突。

因此在职场上，我们一定要注意谨言慎行，尽量避免谈论公司某些人和某些事。否则，只能令自己陷入职场冲突的旋涡之中。

职场的人事关系是非常微妙的，有的人升职，有的人被炒。自己不是老板，在不知事情原委的情况下就慎开尊口。也许你说了一些“谁是老板的亲戚……”“公司福利不好……”“公司老让加班，不给加班费”“某某能力不行，办不成事”等话语，在传来传去中不断被添油加醋，最终不仅得罪了同事，甚至有可能影响自己的前途。

所以，若想要在职场永远保持屹立不倒的姿态，若想要在职场获得成功，一方面要远离那些搬弄是非的同事，另一方面在职场上也要把握说话的分寸，做事一定要经过深思熟虑再进行，提高说话的质量，如此方能在钩心斗角的职场上左右逢源，如鱼得水。

不要让职业倦怠毁了自己的前途

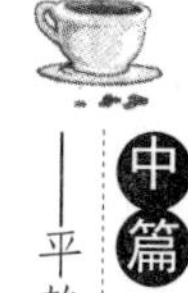

身在职场，就远离不了压力与困扰。长时间高强度的工作，会使人出现很多负面情绪，这种情绪轻则会使人对工作失去原有的激情，产生强烈的疲惫感；重则对人们的身心造成严重的损伤。

在层层压力之下，职场上的人经常出现的便是职业倦怠。职业倦怠不仅使人对工作缺乏冲劲与动力，还能使人丧失前进的勇气。

小周虽然刚过而立之年，但是却事业有成，是个人人羡慕的成功人士。但是时间长了，小周发觉对自己的工作感到越来越厌倦。每天一到办公室，就会是有忙不完的工作，所有的事情都需要自己亲自处理才能办得完美。每天的工作都是一样，小周完全没有了原来对工作的那种激情，自己就像是个机器人一般，天天带着机械的微笑，做着机械式的工作。

慢慢地，小周早上刚走进办公室就觉得十分疲倦，有时还出现头晕的症状，更没有心思去处理手边的工作。

小周一时无法理解自己这种糟糕的状态，也担心这样下去自己的事业会受到影响，他感到疑惑的是自己以前的工作热情怎么都没了呢？

其实，人们的事业都有起落，工作的心态也不总是平静的，也会有或大或小的变化，上文中的小周正是职业倦怠症的典型表现。虽然这种倦怠会影响到自己事业的发展，但是通过心态的调节也是可以消除的。

想要消除职业倦怠症，首先，我们要正视这种倦怠，它不代表着个人能力的下降，而是所有职场人士都可能出现的正常心理现象。

如果出现的是情绪衰竭症，人们要学会改变自己的想法，不要总觉得压力是坏事，要知道适度的压力能够转化为工作的动力。同时，要调节好自己的心态，对自己有一个客观的评价，对事情不要要求过高。此外，还要注意转移自己的负面情绪，消除心中的怨气。当受到压力侵袭时，最好向家人或亲友同事倾诉，不要闷在心中，还可听听音乐、出门旅游，或者找些自己喜欢的休闲运动来分散倦怠的情绪。

如果因为没有成就感而出现职业倦怠，人们就会怀疑自己工作的意义，觉得自己对社会、组织没有多少贡献。特别是公务员、老师以及公司普通职员身上会很容易出现这种情绪。他们对自己的要求较高，喜欢跟别人攀比，所以才出现了倦怠的情绪。实际上，每个人都有自己的个性，能力又各不相同，有时定的目标过高的话，那么不但不能给自己带来愉快，反而会遭遇更多的挫折，从而丧失成就感。对此，人们唯有正视自己的能力，调整工作节奏，才能缓解这些症状。

如果是因为玩世不恭而导致的职业倦怠，就要调整工作的态度，主动与他人交流，积极做事。玩世不恭的人会刻意与和工作相关的人或事保持一定的距离，被动地完成分内的任务。这种情况属于心理不健康的表现，长此以往会对身心产生不利影响。

其次，除了个人的心理调节，公司、单位、团体的调节也非常重要。因为工作倦怠有时不完全是个人的原因，工作的环境、氛围、内容也是影响心理状态的重要因素。如果上司与员工沟通不足，政策不灵活、福利待遇不佳等，都会加剧员工职业倦怠的程度。要消除工作倦怠，就要求个体所在的单位、公司、团体进行适当的调节，比如制定合理的奖赏制度，安排员工休假及培训充电，这对避免倦怠以及治疗倦怠都能起到很大的作用。

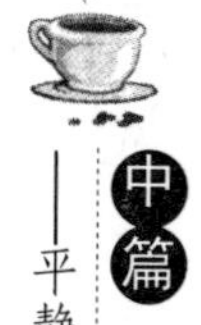

此外，如果人们陷入了职业倦怠症，也可以重新安排一下自己的工作计划，这样消极的心情很快就能荡然无存。我们可以将所有的工作内容按“重要”、“较重要”、“不重要”来划分，看看哪些工作可以不做，或是将多余的工作让他人去做。同时，找一些对自己有挑战性的且自己有兴趣承担的责任来承担。这种有选择性地工作，能够提高工作效率，也能很快重新找到工作的激情。

假如以上这些对自身的调节都没有效果，还可以考虑换一份自己有兴趣的工作。但是最关键还是我们要学会调节自己的心理状态，让其重新回到积极、健康的轨道上来。

与上司共同成长

在下属的眼里，上司手握“生杀大权”，对于下属的职业生涯有着重大的影响：上司既能够决定他们的进退，也能决定他们去留与否；上司既可以为下属的成功推波助澜，也能够为他们成功路上设置重重障碍。

最近，某家公司进行了一次人事调动，小冯被调到人事处工作。然而，同事们与经理对他的态度都非常冷淡。

经过一段时间的调查了解，他发现经理在人事考核方面效果不佳，属下也是屡有怨言。小冯便决定从改进这项工作做起，因此他研究并比较了多种考核方式，并向专家虚心求教，通过反复斟酌修改，一份既能体现现代化企业管理理论，又符合公司实际的考核方案便完成了。

经理看到小冯报上来的方案后，非常赏识，很快就采纳了。由于小冯的方案解决了多年来一直令他困惑的难题，小冯从此就得到了经理的好感与赏识。

其实，上级也并非能解决所有的问题，遇到棘手的事情是在所难免的。这个时候，下属如果勇敢地站出来为上司排忧解难，那么上司就会赏识你，从而使得自己的职业生涯变得更加平顺。

实际上，那些功成名就、事业辉煌的下属的职业道路也并非是一帆风顺的，他们也会经历职场上的起起落落，也会有不顺利、不如意的时候，也会有恐惧、彷徨的情绪。但是，和那些毫无作为的人所不同的是，他们能够将这些不利的因素化解为有利于自己的因素。他们知道自己的优势，他们能够主动去塑造、取舍，会去沟通、竞争。他们有推理预见的能力，有处理危机的能力，有果断决策的能力，他们是公司的开路先锋。这就是这些下属成功的关键之所在。

聪明的下属知道和公司、上司共同成长，公司以及上司的成功才能成就自己的成功，而自己的工作又能推动公司的发展以及上司的进步。作为一个成功的下属，他总是能积极看待工作中的各类难题，敢于承担责任，在为公司、为上司着想的过程中不断进步。

好人缘就是职场的助推剂

在现代社会，一个人要获得事业上的成功，除了要具备良好的自身条件外，还要看机遇、信息以及他人的相助，而这些都依赖于自己良好的人缘。人缘是机遇的催产术，人缘是情报的收集站。

戴尔·卡耐基认为一个人想要取得事业的成功，15%靠的是他的专业知识，另外85%主要靠人际关系以及处世技巧。人际关系大师哈维·麦凯也说过，他所熟识的全世界所有成功者最重要的特征就是创造人际关系与维护人际关系。由此可见，拥有一个好人缘是现代人取得事业成功的必备关键。

吴小姐是一家公司的主管，她不仅要负责公司的行政管理，还要管理公司的后勤以及人事等工作，因此工作非常繁忙。

其实，吴小姐的前任在学历、经验、工作能力上都比她要强得多，但始终得不到同事的认可，被大家认为是傲慢、冷酷的上司，所以最后在诸多压力下只好辞职了。

吴小姐在上任后，认真总结了前任的经验教训，她觉得不管自己的工作有多忙，都要始终保留一个让人喜欢的笑容，自己的工作所要接触的人本来就多，时不时地还要接触公司的一些领导，假如总是以冰冷的面孔示人，那么给他人留下的印象肯定不好，甚至还有可能影响到他人的工作情绪和士气。

同时，吴小姐还了解到市场的残酷竞争使得公司的很多员工都感到了巨大的工作压力，他们非常渴望能够得到他人的支持与理解。当他们与各类客户打交道的时候，能够看到一张亲切柔和的笑脸，内心肯定会非常高兴的。

因此在同事面前，吴小姐从不把工作上的烦恼和压力放在自己的脸上，总是保持一副亲切的笑容。就因为这种笑容，她拟定的几项措施在公司里都得以顺利推行，工作不仅得到了大家的认可，而且自己也成为了公司里人见人爱的人。

由此可见，一个好的人际关系不仅能够给他人带来快乐，也能给自己带来莫大的益处。

心理学家通过研究也发现，那些职场上的成功者身上多有一些相同的特质。在这些特质中，合群性、良好的沟通能力、与他人协调配合、对他人友善的态度等都和人际关系有着重大的关系。这就说明了一个人职场上能否拥有一个好人缘，在某种程度上决定着一个人能否获得事业的成功。

其实在职场上，多结一份好人缘，在关键时刻就可能多一个人为自己挺身而出，为自己赢得难得一遇的机会；多结一份好人缘，就能让自己多掌握一些有价值的信息，也为自己的成功搭建了更宽广的平台。

因此说在职场上营造一个良好的人际关系，获得一个好人缘，就成为了我们的一堂必修课。实际上，拥有一个职场好人缘是很容易就能实现的。

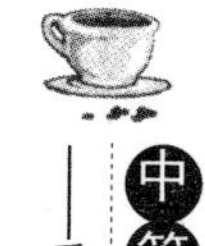

第一，你要遵守职场的处世准则以及交际守则，加强自身心灵素质的修炼，使自己具有受人欢迎的优点，如强烈的人格魅力、令人喜欢的外在形象、真诚谦虚的品质、幽默爽朗的个性以及良好的沟通能力等。

第二，你要深入洞悉职场的人际环境，观察职场气候，面对上司、同事、下属、客户之时要采取不同的相处之道，做到有的放矢，在不同的场合从容应对不一样的对象，形成良好的处世风格，提升自己的处世技巧。

第三，面对职场上的一些敏感事件或者棘手问题，你更要多加用心，巧妙应对。比如与职场中的异性如何相处，如何应对职场中隐形的潜规则等。我们并不是不能越雷池半步，而是要掌握在“雷

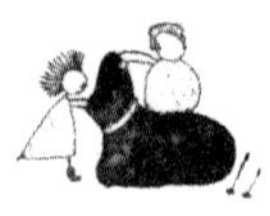

池”中穿行自如的正确策略。

总之，赢得职场好人缘不是仓促之间就能办到的事，做个有心之人，多去感觉领悟，多去实践摸索，多去总结，相信你的职场人缘很快就能结下累累硕果，在职场中也能游刃有余地应对各类问题。

不满要适当地表露出来

现代都市生活节奏明显加快，高度紧张的生活与工作压力，和他人爆发的摩擦与冲突，已经令自己心力交瘁了。这个时候，假如自己的上司再给你增加一些不必要的压力或者麻烦，那么你的负担可能会更大。

俗话说身在江湖，身不由己。其实，职场也是一样。在工作中，人们所要遭受的指责、困扰，甚至谩骂，可能来自同事、客户，也可能来自自己的上司。作为下属，做一个普通的员工，若遭到上司的警告、指责时，心里自然是不痛快的，可能还会产生抵触与抱怨的情绪，如果不积极协调解决，就可能影响到自己和上司的关系，进而让自己的前途受阻。

其实，当出现这类问题的时候，能否成功化解，关键还在于我们以什么样的心态去处理问题。倘若我们为了挽回自己的面子，为了避免自己不再难堪，或者是为了证明自己的无辜，反驳上司的批评，与其针锋相对，甚至反唇相讥，这样只能让事情变得更糟。而你这一时痛快的“英雄”壮举，换取的可能只是其他人的一丝同情，但留给上司的却是加倍的震怒与斥责，最终遭受损害的还是你自己。

想要在上司的批评指责声中使问题得到合理的解决，我们最佳的处理方式就是首先要学会控制自己的情绪化冲动，保持冷静，理智地看待是非，然后可以将自己的不满慢慢地流露出来，但要保持一个度，须知过犹不及，对上司的不满太多了反而会起到反作用。

小宋在一家销售公司上班，有次因为在业务方面处理不当而受到了上司的严厉指责，而且从那时以后，上司便对他失去了应有的信任，常常会以怀疑与挑剔的眼光看待他所做的每一件事。后来，虽然小宋再也没有犯过任何错误，但是他的心里却变得沉重，就如同压上了一块永远搬不开的石头一般。

一天，因为一件小事上司又严厉批评了他，小宋心里憋了一肚子气，当时就想与其大吵一架，然后辞职了事。可是为了将来的发展，小宋还是咬牙决定留了下来。假如日后再发生此类的事又该怎么办呢？对此，小宋是困惑不解。

当自己受到任何的批评、纠缠时，为了弄个清楚而搞得筋疲力尽实在没有必要，那样只会令自己陷人无休止的争端中去。

有时，如果上司对自己的批评是善意的，是有一些参考价值的，我们就应该承认自己的错误，并虚心接纳他人的意见。同时，我们还要尽可能地按照正确的意见进行改正，找到解决问题的方法，这样不但能表明自己改正错误的决心和勇气，也能获得他人的

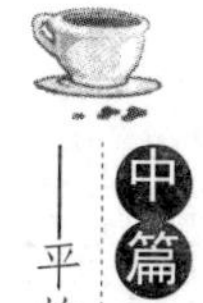

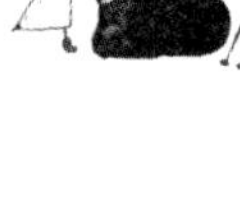

尊重。

如若他人批评与指责的事情不是由于自己的原因造成的，尽管内心很不舒服，我们还是要耐心地等对方把话说完，在认真听完他人的批评之后，再提出自己的理由，解释自己的行为，说明自己的看法，最后的结果可能是不成功的，对方依旧不能谅解自己的行为，这时也没必要为此太过伤神，因为我们还有的是时间去化解整个事。

如果我们没有耐心地把话听完，中途打岔，申诉自己的理由，这样不但会被他人认为是狡辩，还有可能使双方的冲突更加剧烈，从而影响自己的形象与前途。

所以，当人们遇到来自上司的批评或者指责的时候，首先要冷静下来分析事情的来龙去脉，以便做出适当的反应。假如受到了不公平的待遇，一定要让自己的不满得到妥善的解决，及时地与自己的上司进行沟通，告诉他你的想法，并且你还要用更卓越的结果来证明自己的想法的正确。事实胜于雄辩，当批评自己的同事或者上司认识到其错误后，就会对你产生歉疚之情，同时促使其对自身的行为进行检讨。

在任何场合下受到上司的批评，与其发生直接的冲撞是非常不明智的选择。要使事情得到完美的解决，首先必须要弄清楚上司批评你的原因，是他对你做的工作上的督促，或是发现了你工作中存在的问题而进行纠正，或是对下属的自以为是的提醒，或是对下属“杀一儆百”的惩戒……无论是面对什么样的情况，只要你掌握了事情发生的来龙去脉，便能够有的放矢，从容应付。

总之，在面对批评与指责的时候，我们一定要用正确的态度和方法来解决问题，适当地流露自己的不满，“有则改之，无则加勉”，从而让自己更有信心、更有勇气地迎接下一个人生的挑战。

不要成为现代社会的拿破仑

历史上，曾经叱咤风云的拿破仑·波拿巴拥有过荣誉、权力、财富，他所拥有的一切可以说是现代人梦寐以求的，但是拿破仑却说“我这一生从来没有过一天幸福的日子”。这是什么原因呢?

事实上，当拿破仑给法国带来巨大的荣誉、地位和利益的同时，他也失去了很多重要的东西，例如健康、睡眠和快乐等，因此拿破仑才会感觉不到幸福。

许多人都在快节奏、高压强的工作和生活中产生了和拿破仑一样的问题。这些人有地位，有学识，有财富，有品位，然而他们在诸多光环的包围下正面临着越来越严重的心理与生理问题。

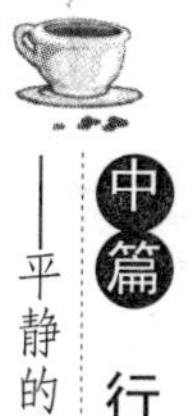

中关村有着中国“硅谷”之称，这里创造了无数中国科技神话，涌现出了千百个传奇创业人物。在中关村，很多人超负荷工作，他们能够一天工作十几个小时，一周都在工作之中，吃的是不规律的三餐。不仅如此，他们不喜欢娱乐，不喜欢享受，甚至有些时候能够几天几夜不睡觉，就是靠着这些，他们才创造出一系列奇迹。

但是在取得了巨大成就的同时，中关村人也因超高强度的工作压力而出现了各种各样的身心问题。有关机构曾经对中关村120多家企业的9000多人进行了身心健康方面的调查。

由于市场竞争激烈，中关村企业管理者面对的是产品以及市场的巨大压力，在中关村这个靠科技、产品生存的地方，由于没有技术或者没有市场而倒闭的企业每年都有很多家；而员工面对的则是知识更新以及能人辈出的压力，中关村最密集的就是人才资源，在高强度工作之上无疑又增加了一重人事竞争压力。例如，一些研发人员假如在市场等大环境没有确定的前提下进行一些研发工作，既要做好这件事，还得承担相应的责任，他们就会感觉十分忧虑，而不能合理解决与有效排解就会逐渐积累成严重的心理问题。

通过对近40名参与中关村双优评选的优秀企业家以及优秀创业者的调查，专家发现中关村人的平均年龄只有41岁，年龄段在29岁至48岁之间的优秀企业家中竟然有超过75%的人存在着颈椎和腰椎疾患，42%的人出现了骨质疏松的状况，40%的人出现了该年龄段不应该出现的微量元素缺乏状况，38%的人临床诊断为轻中度脂肪肝，而这四种疾患在同年龄段的普通人群中都是很少出现的。

同时，那些中关村优秀企业家们，由于缺少运动，心肺功能很弱，常常处于疲惫状态，因此上楼或是走动稍微多一些便会感到心慌、气短、胸闷、憋气等症状。

在这些企业家中，大约40%的企业家患有强迫症与敌对症状，由于他们是企业的管理者，因此很多事都要亲力亲为，要为企业的生存与发展不停地思考，时间一长自然就形成了强迫症。即便是面对汽车坏了应该怎么处理这类问题也要思考，所以压力便在无形中形成了。

在对 1524 名中关村从业人员进行的心理测试中，有 1320 人选择了焦虑、人际关系、敌对三项测试。其中，有焦虑症状为 690 人，人际关系有障碍的是 490 人，与周围环境处于敌对状态的有 137 人。

人的心理异常一般表现为强迫、焦虑、忧郁、偏执、敌对、恐怖、精神病等。在这次健康心理测查中，46% 的人存在心理健康的轻度异常，远高于对其他人群的测试水平。

在中关村，由于从事 IT 业的人群占大多数，他们的普遍诉求是“终生学习，学习终生”，因此 80% 以上的人认为自己的工作压力很大。再加上 IT 领域信息更新的速度非常快，如果不及时补充、扩展自己的知识和经验，那么就意味着自己很有可能被淘汰。

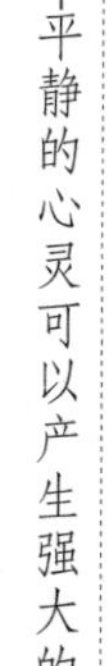

就是因为这些巨大的压力，有将近 90% 的人对自己的健康并不自信。虽然他们年纪还很轻，而且文化水平至少在大专以上，也知道一些基本的医学知识，更十分清楚目前的工作、生活方式对自己的健康无益，但是他们却无法改变，也不知道应该怎样从工作、生活中调整自己的健康状态。因此，这些人的身心健康状况才会变得越来越糟。

从上文中我们看到，中关村白领人群之所以会出现如此严重的身心问题，就在于中关村整体生存压力、发展压力、竞争压力，这些压力使得中关村人的工作压力不知不觉地增加，在这种状态下就非常容易出现焦躁、焦虑、愤怒、人际关系紧张等负面情绪。

事实上，中关村人身上出现的严重身心问题只是当今快速发展的社会的一个缩影，白领人群的健康危机也绝不只是存在于中关村人中，在很多地方，这种白领健康危机都已悄然出现，只是人们还没有给予它足够的重视。

其实，心理健康已成为当今社会最热门的话题之一，因为工作压力、生活环境、社会背景等诸多原因，人们内心承受的东西越来越沉重。在面对健康与财富的时候，我们要学会做出适当的选择，需要不断调整自己的心理状态，增加自身的心理承受能力。

在生活与工作中，我们只要学会了调整自己的身心，正确地发泄自己的负面情绪，那么所有的压力与烦恼就都会烟消云散，所有的问题都能够迎刃而解。到那时，我们将会发现自己不但没有成为拿破仑，反而得到了更多的幸福。

心灵与肉体总是密切相连的，不管是其中哪一方面出现了问题，都会影响自身的健康发展。作为现代人，我们需要的人生是心灵与肉体协调发展、健康无忧的人生。

总之，当我们正在人生路上奔波与奋斗之时，当我们过度使用自身的身体去换取金钱与成功时，请关注一下我们的身心健康吧！因为只有身心健康，我们才能够让自己的人生更积极、更有趣、更有意义。

第二章　你也可以成为社交达人

在社会交往中，孤寂、无助、尴尬、冷漠、敌视等情绪随时都有可能出现人们的身上，从而令心灵饱受困扰。想要让自己的心灵摆脱桎梏，想要让自身的气场变得强大，我们就要多交朋友，多给予他人帮助，学会倾诉自己的喜怒哀乐。

唯有如此，我们的社交关系才会出现和谐的音符，也才能够在社交活动中成为左右逢源的“达人”。

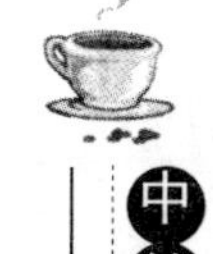

生活离不开朋友

西塞罗是古罗马著名的政治家、雄辩家、法学家以及哲学家，在《西塞罗文录》一中他曾经写道：“如果一个人独自升天了，他看到了宇宙的大观，他看到了群星灿烂，但是他并不会感到快乐，他必须找到一个人向他述说他所见的奇景，他才能快乐。”这个要找的人便是朋友，有了朋友，就不会感到孤单寂寞，拥有的将是快乐与喜悦。

对每一个人而言，朋友都是不可缺少的。在中国，人们往往会用“管鲍之交”来形容自己与好友之间亲密无间、不分彼此的关系。

在春秋时期，管仲是齐国著名的相国，他辅佐齐桓公尊王攘夷，从而使齐国成为了春秋时期的第一个霸主。其实，管仲之所以会有后来的成就，还多亏了他的好朋友——鲍叔牙。

鲍叔牙家比管仲家富裕，两个人曾经合伙做买卖，但是每次赚了钱，管仲总是会多分些，其他人都觉得鲍叔牙糊涂，明显吃了大亏，因为鲍叔牙和管仲两个人合伙做买卖，表面说是合伙，实际上本钱都是鲍叔牙出的，而赚钱之后，管仲却分了过多的钱，所以众人愤愤不平。没想到，鲍叔牙却说：“你们不明白，管仲的家境不好，他还需要奉养老母亲，多拿一些钱没什么。”

管仲与鲍叔牙也曾经上过战场。在打仗的时候，管仲总是躲在队伍的最后面，表现得非常胆怯，因此人们都对管仲很不满。鲍叔牙得知此事之后，就对人们说：“管仲之所以不肯拼命，就是由于他的母亲年纪大了，只有管仲这么一个儿子，一旦他出事了，他的母亲就没人奉养了。”

管仲还曾经做了几次官，但是每次都由于表现不好而被罢职了，所以大家都耻笑他。当鲍叔牙知道这件事之后，就对别人说：“实际上，管仲很有才干，只是运气不好罢了；而且这些小事不适合他来做，他的能力足可承担更重要的事情。”

后来，管仲辅佐公子纠想要夺取齐王之位，但不幸失败了，而鲍叔牙辅佐的公子小白却顺利接掌了齐国的政权，公子小白就是齐桓公。

齐桓公即位后，任命鲍叔牙担任相国，想要他帮助自己治理国家。鲍叔牙却自认没有当相国的能力。他极力向齐桓公举荐当时被囚禁在鲁国的管仲，在鲍叔牙看来，管仲忠实诚信，宽厚仁慈，善于治理国家，能制定规范的国家制度，还善于指挥军队。

然而，齐桓公认为管仲当初曾经差点害死自己，所以不同意他当相国。鲍叔牙立刻劝说道："我听说凡是贤明的君主都是不记仇的。更何况当时管仲是效力于公子纠。一个人能够忠心为主人办事，也定然能够忠心地为君王效力。陛下若想称霸天下，没有管仲是难以成功的。因此，您一定要任用他。"最终，齐桓公被鲍叔牙说服，将管仲接回齐国并重用了他。

管仲当了相国，但是鲍叔牙却心甘情愿做管仲的助手。在管仲的辅佐下，齐国很快就成为各个诸侯国中最强大的国家，齐桓公也成为诸侯王中的霸主。

管仲感慨地说："生我者父母，知我者鲍叔牙也。"

"管鲍之交"虽然发生在2000年前，但是这个典故却总是为人所津津乐道，由此可见朋友对于人们的重要。

俗话说在家靠父母，在外靠朋友。此话说得没错。人出门在外，如果没有几个可以托付身心的朋友，岂不是显得孤独无援？培根认为缺乏真正的朋友，乃是最纯粹、最可怜的孤独。所以，朋友是我们生活必备的一部分，有了朋友，我们才可以远离孤独与哀愁，才能够让快乐满怀。

而在我们现代快速发展的社会中，"相交喻于利"，人与人之间所谓的"朋友"关系更多是建立在各种利益的基础上的，而原来那

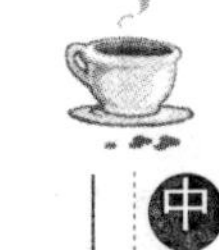

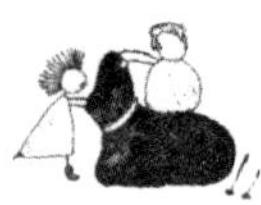

些相互勉励、帮助，同甘苦、共患难的兄弟般的情谊早已渐渐缺失了。

庄子说："君子之交淡如水，小人之交甘若醴，君子淡以亲，小人甘以绝。"只有那些淡如清水的友谊才是最忠诚可靠的。这样的友谊就如同陈年老酒一样，越品越浓，越品越香。

有一位跨国企业高管在谈到友谊时曾说："我真希望为自己找一个知心朋友，虽然我有很多生意场上的朋友，然而没有一个是可称得上知己的，所以我感到非常孤单。偶尔心血来潮一次，没有缘由地打电话，结果只是问个好而已，而谈天说地的事从来没有过，实际上根本就没有这样的对象。"

在生活节奏快速的现代社会，没有朋友，没有友谊，自然而然就会陷入孤单的旋涡中。现代人的悲哀就在于此啊！

在很多情况下，我们总是抱怨孤单寂寞，抱怨没有几个真正的朋友。实际上，我们之所以会如此，完全是因为自我封闭在一个狭窄的世界里了，如果自己不先伸出宽容、友爱的手，又怎么会获得友谊呢？因此，请让我们敞开友谊之门吧！

要有朋友，就要敞开自己的心扉，主动结交一些真正的朋友。当我们感到孤独时，当我们感觉烦恼时，何不给朋友打个电话，何不邀请朋友外出活动一番，何不与朋友共进晚餐，何不亲自去探望一下久违的好友？

等到我们做完这一切后，或许就能突然发现，有个朋友真好，因为我们可以和朋友说一些憋闷许久的话，可以让朋友脱离困难，可以得到朋友的安慰，还能够与朋友一起领略生命的意义。

但是在交友时，我们应当谨慎小心，要多交益友，不要和那些唯利是图的小人或酒肉之徒结为朋友。须知建立在金钱、权势关系上的朋友是不可靠的，交友贵在知心，正所谓“浇花浇根，交友交心”。那些真正的朋友，当自己陷入挫折的时候，可以给自己强有力的鼓励与支持，而当自己倨傲的时候，也敢于“浇冷水”。真正的朋友不会向自己提什么要求，但是会在自己遭遇困难时挺身而出。因此，交友要慎重。

爱因斯坦说：“世间最美好的东西，莫过于有几个头脑和人品都很正直的朋友。”与那些有见识的朋友相交，和敢进直言的朋友相交，确实是人生的一大幸事。假如我们交友能够达到这种境界，真是“人生得一知己足矣”。

一个人在世上拼搏进取，朋友的扶助可以说是其获得成功的重要条件。多交益友，把握好朋友间的尺度，人们就会在友谊的呵护下快乐每一天。

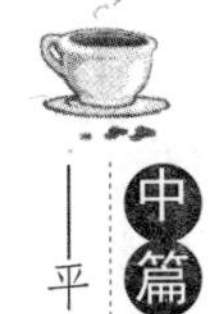

倾诉让心灵不再沉重

不可否认的是，无论人们身处何时何地都需要和他人进行交流。有人将交流分为三个层次：第一层次是知识与技术的交流，第二层次是个人感情的交流，第三层次是祈求的交流或者称为灵魂的交流。

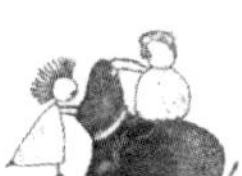

但是在平时的人际交往之中，大部分人只限于第一层次的交流，真正进行情感和心灵交流的很少。

实际上，每个人都渴望与他人进行情感交流，即使是达不到最深层的“灵魂的交流”，也渴望向他人倾诉自己内心的烦恼以及喜悦，否则只能让自己的感情受到压抑，诱发各类问题。

拿破仑·希尔是美国的人生励志大师。有一天，秘书告诉希尔有个女人想要拜见他。这个女人是在路上行走的时候从招牌上看到了希尔的名字，现在碰上了一些十分苦恼的事，因此就过来想让希尔给她一些指点。

虽然事前没有预约，但是希尔还是很爽快地答应了这个女人的请求。很快，女人进入了希尔的办公室，并万分感激地说：“感谢你没有预约就见我。我会简明扼要地说明事情，请你给我一些建议，然后我就告辞。”

女人在说话时虽然很开朗，但依旧隐藏不住她内心的苦恼。她说自己为了成为具有积极人生态度的人而努力学习，但是很多问题与困难不断降临在她的身上。虽然经过了努力，但由于接连失望，原先积极的态度差不多就要消失殆尽了。

她说：“假如能克服失望，我相信就能恢复原来的我，从而顺利地摆脱心理压力了。”

希尔说道：“那就请把一切都说出来，我会帮助你的。继续说下去吧，让我知道令你十分苦恼的事，或许就能替你想到好的解决办法。”

于是，她平静地说出了自己内心的苦恼。

两人谈了半小时后，女人看了一下手表说：“啊，打扰你很多时间了，我感到非常抱歉，不过我得到了很多帮助。第一次见面您就对我如此亲切，我会永远记得的。”说完，女人就和进来时一样快步走出了希尔的办公室。

但此时希尔并不知道自己究竟为她做了什么。过了一会儿，他才发觉他是以静听她说话的方式给予了她帮助。而那个女人由于把自己心里的话全倾吐出来感到十分轻松。

当失望、困惑、沮丧等负面情绪快要把自己的心压垮，积极的心态即将瓦解之后，我们何不如那个女人一样找一个善于聆听的人，一吐心中的块垒，过后你就能发现这让自己的心里负担减轻了许多，原本消失的积极心态也逐渐恢复了，这就是倾诉的巨大力量。

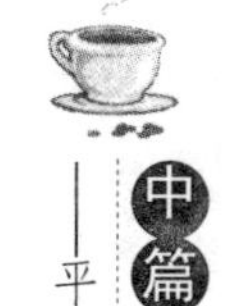

有些人可能会有这样的体验：当向他人倾诉自己的哀痛、不安、忧怨、焦虑之时，并不一定期望别人告诉自己应该怎样办，而只是希望别人能以同情和理解的心情耐心地倾听自己的讲话。

其实，只要在自己信赖的人面前将深藏于心底的话勇敢地表达出来，将压抑在内心的情绪彻底宣泄出来，人们的疲惫之躯就会产生一种如释重负之感，痛苦不安的心灵就能够得到休息，过分紧张的心理也可以变得松弛下来。

在美国内战期间，林肯总统曾经亲自给他的一位乡下的老邻居写信，邀请他到华盛顿来，信上说有些问题想要和他讨论。

这位老邻居接到信后，很快就到了白宫。在交谈中，林肯与他谈论了关于宣布释放黑奴是否适当的问题。几个小时过去之后，林肯与他的老朋友握手道别，居然没有征询他的任何意见。

那位老朋友后来说林肯其实不需要建议，只是想要毫无压力地向一位友善的、同情的倾听者发泄他心中的苦闷，这样能够令林肯稍感安适。

实际上，倾诉的关键就是要选择适当的对象，而对方是否能够提出什么有效的建议或方法就显得不那么重要了。在这一点上，林肯总统正是向自己的老朋友倾诉了自己的负面情绪，所以才能够缓解外界带给自己的重重压力。

心理学家认为积贮在人们心中的烦闷与忧郁就像是一种势能，如果不及时加以释放，那么就会像定时炸弹一样，一旦触发就有可能酿成巨大的灾难。如果能及时加以发泄或倾诉，人们便可少生病，保健康。

如果在工作上遇到困难，人们内心的烦恼和愤怒不便向上司发泄，但回到家里，在父母面前，在丈夫或妻子面前，都能够一吐为快；如果在恋爱上遭受挫折，人们不会把自己的沮丧、不安与失落告诉和自己不亲近的人，然而对交情深的朋友，却能够毫不掩饰地诉说内心的痛苦；如果家庭遭到不幸，人们可以在亲密无间的朋友或善解人意的上司或者师长面前倾吐自己的悲痛，从而使得自己的心里得到慰藉。

其实，打电话也是倾诉内心苦闷的一种有效方法。它节省时间，更加体面，而且立竿见影。现代社会生活节奏明显加快，在这种情况下，人们的日程被安排得满满的，贸然拜访朋友已经不太恰当。这时利用电话就能够使我们节省许多宝贵的时间，并能更加顺利地解决问题。

此外，如果人们一时找不到倾诉的对象，也不妨尝试着对自己说话。说出声来，尽情地自语，这种内心独白同样能够达到放松身心的目的。假如在自己面前的是一棵大树或者一块石头、一尊塑像，自己不妨面对这些无知觉的物体发一通感慨，说出自己的心里话，倾吐出自己内心的不快，从而找回曾经拥有的快乐。

倾诉就是将自己遭遇的喜、怒、哀、乐毫无保留地倾吐给他人。这既是一种感情的排遣，也是一种心理调节术。俗话说，人生不如意事十八九。苦闷与烦恼是难以避免的。如果让这些苦闷和烦恼长期郁积在内心，就会成为我们沉重的精神负担，进而损害身心的健康发展。因此，我们要学会倾诉，善于倾诉，如此方能让沉重的心灵得到解脱，让我们获得真正的快乐。

帮助他人就能获得快乐

对于社交生活中的健康问题，有的专家就认为助人者能够改善自我评价。当帮助他人时，自我评价会提高，认为自己的人生是有价值的。

事实上，确实如此。当我们帮助他人的时候，获得的不仅是尊重与钦敬，更重要的是促进了自己身心的健康发展。

有个财主虽然衣食富裕，仆役众多，但是他生性吝啬，不知满足。财主总觉得生活缺少了点什么，所以总是快乐不起来。每天，当他醒来的时候总是心情低落，不知道该跟谁倾诉一下自己的心事。

有一天，财主专程到附近的庙里去拜见一位道德高深的禅师。

他对禅师说："我这么富有，可以说是要什么有什么，所有人都对我低声下气的，但为什么仍然觉得不快乐呢？"

禅师听完，就让财主站在窗子前面，问他看到了什么？财主回答说："我看到了路上来来往往的人群。"

禅师又让他站在镜子前面，再问他看到了什么？财主迷惑不解地回答说："我看到了我自己。"

禅师说："那窗子是用玻璃做的，而这镜子也是玻璃做的。你透过窗子能够看到他人，而镜子由于涂抹了一层银子，因此只能看见自己。如果你慢慢擦掉你身上的那层银子，可以看到别人时，你就会拥有真正的快乐了。"

人们之所以不快乐，就是因为被外物所蒙蔽，不知道付出，只想要索取，因此就会像上文的财主一样深陷于压抑与不悦之中。

富兰克林说：当你对别人好的时候，就是对你自己好。多为别人着想，不仅能使你不再为自己忧虑，也能帮助你结交更多的朋友，并得到更多的乐趣。

假如我们自私自利，只想到自己，就会产生忧虑、恐惧等负面的心理。因此，想要获得快乐，就要学会付出，学会帮助他人，这才是获得快乐的最佳途径，也能够最大限度地减轻负面情绪的影响，从而增进我们的幸福。

著名心理学家荣格也认为在他的病人中，大约三分之一不是真的有病，只是由于他们的生活没有意义或者空虚。其实，他们只要愿意去帮助他人，他们的病就能自己痊愈。

洛克菲勒是美国著名的石油大王。在他50多岁的时候，内心的烦恼以及高度紧张的生活让他看上去就如同木乃伊一般。他甚至患上了神秘的脱毛症，头发全掉光，就连睫毛也没能幸免，剩下的只是淡淡的两缕眉毛。

其实早在23岁的时候，洛克菲勒就在全力以赴地追求他自己的目标。除了生意上的好消息以外，没有任何事情能让洛克菲勒感到开心和快乐。一旦洛克菲勒成功做成一笔生意，赚到一大笔钱时，他就会高兴地将帽子扔到地上，如同孩子似的手舞足蹈。但是，如若生意失败了，他就会随之变得精神颓废，甚至病倒。

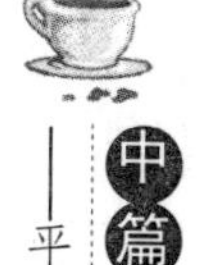

洛克菲勒过于冷漠多疑，使得没有几个人喜欢他。就连洛克菲勒的亲弟弟都对他感到很厌恶，甚至还把自己孩子的棺木从家族墓园里移出。他说："我决不容许我的亲骨肉在洛克菲勒所控制的土地里安息。"

在人们对他的仇视以及不断增加的忧虑的侵蚀下，洛克菲勒的健康状况不断恶化。后来，他必须要在退休与死亡之间做出选择。

聪明的洛克菲勒选择了退休，他在医生的建议下，开始学着避免烦恼，放松自己的心情，注意节食。洛克菲勒还开始慢慢反省，学着为他人着想。他不再花费大量的时间去想赚钱的事，而是开始思索自己的钱能给多少人带来幸福。

于是，他开始将大量的钱财捐献出来，并成立了一个庞大的国际性基金——洛克菲勒基金会，目的是消灭世界各地的疾病与文盲。

如此善举使得洛克菲勒彻底改变了，他不再拥有烦恼，感觉十分快乐、满足。即便是后来他的公司由于垄断而遭到重罚，他也不愿因此而失去一晚的睡眠。

洛克菲勒在53岁的年纪原本已经病入膏肓，但是通过帮助别人获得的快乐，他一直活到了98岁。

洛克菲勒如此，生活在繁忙拥挤的都市的人们又何尝不是如此呢？身处名利场的人们感觉不到快乐，充斥在自己身边的只有忧郁与紧张，这种氛围压得人们几乎难以透过气来。

为什么会产生忧郁？为什么会神经紧张？这是因为人们为了追求功名利禄，已经将自己那有限的心灵占满了，腾不出一方空间来容纳他人。其实，只要人们愿意放慢自己前进的步伐，仔细关注一下身边的人和事，静心倾听一下他人的声音，关注他人的存在，并乐于付出自己的真诚善意，那么快乐自然而然就会常驻心间。

心理学家通过研究发现，最常提及自己或者在访谈中用到最多“我”字的人，比较易得冠心病……而且以自我为中心的人比较容易死于心脏病。他们认为当一个人关心别人时会感到自己并不孤单，而对别人的关心越多，自己就会越健康。

假如我们慷慨大方，不吝啬自己的诚意与助人的意愿，那自己所收获的总会比付出的多。当别人遭遇困难时，我们虽然付出微薄的力量，但得到的却是无限快乐，帮助他人，自己也快乐，何乐而不为呢？

玫瑰赠人，手留余香

卡耐基认为如果一个人多为他人着想，那么不仅能使自己不再拥有忧虑、痛苦等负面情绪，而且也能结交更多的朋友，更能获得心灵的愉悦。

镇子里有一个又黑又窄的小巷子，由于没有路灯，因此一到晚上人们在里面走路就变得非常不方便。后来，一个盲人改变了这一切。每当夜幕降临的时候，那个盲人便会打着灯笼慢慢地走进这条巷子，使得巷子里立刻就变得明亮了。

对此，生活在巷子里的居民都非常高兴，他们说：有了盲人就不用再怕撞到墙了。

此后，一个云游和尚从这里经过，听说了这件事，觉得这个盲人很有趣，于是走上前去与盲人聊了起来。

和尚问："施主，请恕小僧多事，你既然看不见任何事物，那为何还要提着灯笼出来呢？"

盲人说："这是为了保护我自己啊。我听其他人说到了晚上他们就像我一样什么都看不见了，我点盏灯，他们一旦看见了光，就会躲开我，否则就很有可能撞到我的身上。"

在大多数人的眼中，他们肯定觉得盲人点灯是一种非常愚蠢的行为，实在是一个画蛇添足般的笑话。然而殊不知盲人才是绝顶聪

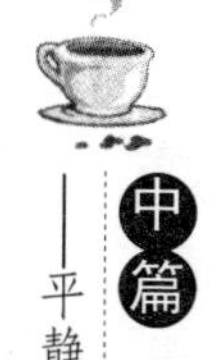

明之人，因为他知道善待他人就是善待自己的道理。

俗话讲赠人玫瑰，手有余香。当我们以和善的、亲切的、温和的态度与人交往的时候，那么获得不仅仅是自身心情的愉悦，还有可能得到对方感情上的“回报”。

露西在一年的时间里遭受了两大变故：丈夫去世没多久，儿子又意外身亡了。这对已经年过五十的露西来说简直是灾难性的打击。亲人的离去使得她被悲伤与自怜的感情所包围，久而久之，露西就患上了忧郁症，甚至还产生了自杀的念头。后来在一位牧师的劝说下，她才振作起来，重新生活。

但是，一个上了年纪的女人究竟能做些什么呢？露西整整想了一夜，最后想到一个主意。她以前喜欢养花，自从丈夫与儿子去世后，家里的花园都荒废了。于是，她开始整理花园，撒下种子，施肥灌水。

在露西的精心照料下，花园里很快就开出了五颜六色的花朵。后来，她又每隔几天便将亲手栽种的各种鲜花送给了医院里的病人，插在他们床前的花瓶中，使得整个病房都充满了清香。当她给医院里的病人送去了爱心与温馨的同时，也换来了病人真挚的感谢。

这些发自肺腑的感谢轻柔地流入露西的心田，让她的忧郁症最终消失。另外，她还常常收到医院病人寄来的卡片与感谢信，这些卡片和感谢信帮助她消除了自身的孤独感，从而使她重新获得了人生的喜悦。

斯宾塞说：“善是灵魂上的健康。”在上面这个故事中，露西正是靠着自己的善良，不仅让其他人获得了温馨与愉悦，也让自己摆脱了孤独感与忧郁症。所以说，在生活中不吝惜自己的善良和爱心，帮助的不仅是他人，更是在帮助自己。

实际上，无论我们处在何种境地，我们每个人都能够用自己的一份真心，一份感情，一种热情，一次微笑，一句亲切的话，或是发自内心的温暖的感激、喝彩、鼓励、信任和称赞去帮助他人，让他人感受到快乐以及我们的祝福。当我们将自己的东西与别人分享时，不意味着自己就失去什么，相反往往得到的也就越多。

美国作家欧·亨利在其著名短篇小说《麦琪的礼物》描写的那对年轻夫妇，一个剪掉了头发换来了一个表链，一个卖掉了金表买了一套发梳。虽然他们互赠的礼物都变成了最无用的东西，然而他们却得到了世界上最珍贵的东西，就是爱。因为付出了，所以他们永远是快乐的。

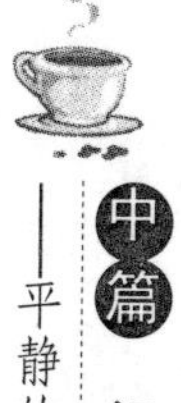

在漫漫的人生征途上，假如你觉得孤单寂寞，或者觉得道路艰险，那么你不如每天都想办法使别人获得快乐，这样快乐感染了他人，最终还会飞到自己的身边，从而让我们的内心获得真正的喜悦。

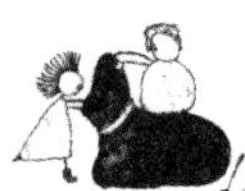

幽默能够化解社交困局

马克思说："幽默是具有智慧、教养和道德优越感的表现。"幽默是一门学问，是一种变紧张为轻松的艺术，是一种变陌生为亲切的品质，也是一种化干戈为玉帛的良药。

在社交场合，如若我们能够适时地巧用幽默，严肃、紧张的谈话氛围立马变得轻松愉悦，同时也可以给他人留下一个随和、深刻的印象。

在一个舞会上，有位年轻的先生邀请了一位看起来很是清高傲慢的小姐共舞。这个男青年刚刚步入社会，因此在跳舞的时候，显得非常紧张。他向小姐问道："小姐，您怎么会答应和像我这般可怜的人一起跳舞呢？"

女孩子听后，笑着说道："这是一个慈善舞会，难道不是吗？"

女孩的一席话使得男青年的尴尬马上就消失了，而且女孩子在男青年的眼中立刻就变得随和起来。那天，两个人跳得都很尽兴，而且建立了良好的友谊。

在上文中，这个女孩子正是看透了男青年心理紧张的处境，因此便用了一句幽默的话巧妙地化解了男青年的紧张与尴尬，同时也在他的心里建立了良好的形象。

其实很多时候，幽默就是具有这么一股神奇的力量，它能够让人在自觉不自觉中和陌生人靠近。因此，幽默可以说是一种生活的智慧，是一种风度，是一种达观积极的处事态度。

作为一种智慧的表现，幽默能够巧妙地化解许多人际交往过程中产生的冲突或者尴尬的情景，令他人怒气难生，同时也可带给别人快乐。

美国著名的小说家马克·吐温有一次要去某小城。在临行前，别人告诉他说那里的蚊子非常得厉害。到了那个小城之后，马克·吐温发现确实如此。

当他在旅店登记房间时，就有一只蚊子正好在他的眼前盘旋。旅店的职员顿时面露尴尬之色，急忙驱赶蚊子。马克·吐温却满不在乎地对职员说："贵地的蚊子比传说中的不知聪明多少倍，它居然会预先看好我的房间号码，以便夜晚光顾，饱餐一顿。"

店员们听了不禁哈哈大笑起来。结果，那一夜马克·吐温睡得非常香甜。原来当天旅馆的全体职员共同出动，想方设法不让这位令众人十分喜爱的作家被蚊子叮咬。

在这个故事中，马克·吐温就是巧妙地运用了幽默的力量，不仅化解了店员们的尴尬，而且也让自己睡了一个安稳觉，可谓是两全其美。

事实上，幽默能够出奇制胜，化腐朽为神奇，适度的幽默可以使人变得愉快，也可以使困扰与麻烦在愉快和谐的氛围中得到圆满的解决，而且有利于双方建立起牢固的友谊。这就是幽默的独特魅力所在。

因此，在与他人交往时，我们不要吝啬自己的幽默细胞，让它

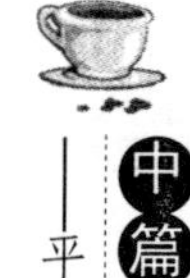

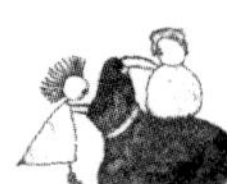

尽情展示其巨大的魅力吧！

有个指挥官去视察部队。那天刚下过雨，在临时搭起的台上演讲完毕下台阶的时候，因为路滑，他不小心摔了一个跟头。士兵们从没有见过自己的长官摔过跟头，因此都大笑起来，陪同的军官顿时惊慌失措，不知如何是好。这时，指挥官微微笑着说道："相对于刚才的一番演说，这更能鼓舞士兵们的斗志。"

指挥官这句幽默的话确实没有说错，士兵们因此提升了对长官的亲切感、认同感，都更加坚定地听指挥官的命令，英勇地杀敌。

幽默可以化解困境，可以回答难题，可以维护自己的利益，可以捍卫自己的尊严，同时而又不伤对方的感情，达到良好的效果，这往往是其他方式难以媲美的。

总而言之，幽默是社交成功的法宝。通过巧用幽默的力量，我们就能获得他人的亲近，赢得事业的成功。

学会倾听他人讲话

在一些场合，我们可能常常会遇到这样的状况：两个人在交谈时，一个兴致勃勃地说个不停，但是另一个却连插嘴说话的机会都没有。试想假如你自己就是那个说不上话的人，你当时会作何感想？相信大部分人会非常生气，甚至有掉头就走的愿望，因为如果意见得不到表达，这样的谈话已经没有什么意义了。

在与别人讲话时，滥用强迫手段只会让他人保持沉默，甚至会让谈话出现危机。因此，在有些时候，不妨保持沉默，倾听一下他人的高见，给他人一个表达的机会，这样不仅能够从中学到一些知识，还能拉近彼此心灵之间的距离。

小赵大学毕业后到了现在的这家公司上班。依靠扎实的专业基础以及出色的工作业绩，他很快就被提升为了公司的技术部经理。但是，在他提升为经理一个月之后，他发觉整个部门里面的人都如同是吃了哑巴药一样，每当自己向他们就一些问题征求意见的时候，同事们不是说挺好，就是说没有问题，整个会场的气氛显得非常沉闷。

此后经过多方了解，小赵发现他们这么做的原因就是由于自己在会议上的表现让他们十分不满意。有一次开会，他发现部门里面一个老员工说话慢慢吞吞，半天也讲不清楚，他觉得时间宝贵，就不得不中止了他的谈话，就让他把自己的方案暂时先放一下。而另一个员工说话倒是干脆利落，然而还没有说几句，小赵就认为他的想法实在行不通，根本没有必要说下去了。于是，每次部门开会实际上并不能取得什么实质的作用，最后还是按照他的方案实施操作。

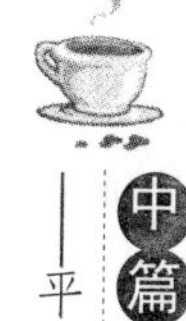

久而久之，小赵在部门里面就落下了刚愎自用的名声，其他同事们知道与他谈话，自己也没有发表自己意见的机会，因此选择了沉默。但是在小赵看来，他始终认为自己为大家节约了时间，提高了工作效率，没有意识到自己错在哪里。

在上文中，之所以会出现同事不发表自己的意见的现象，是由于小赵在会议中基本上不给大家讲话的机会，时间一长，其他同事只好保持缄默了。因此，想要让大家发表自己的观点，就应该学会倾听，如此方能在互动中提升工作能力。

在生活中，人们常常会挑选对方喜欢的话来说，迎合对方的观点与态度，尽量避免引发对方的不快或降低自身的价值。在心理学上，这就是“缄默效应”。

例如，某公司职员在工作中出现了失误，但由于害怕上司的责备而保持缄默。或者在工作中，领导常常独断专行，根本不征求下属的意见，长久以来，下属对其就只有保持沉默，不再提供任何信息……这些都是“缄默效应”的典型表现。

产生缄默效应的根本原因在于一方在话没有说完的时候就被打断，致使其以后再也不随便说话了。假如你经常造成缄默效应，就应该注意对方的情绪表现，适时地保持沉默，让对方发表自己的意见，懂得倾听并掌握倾听的技巧，便能够使对方打开金口，提供给自己所需要的信息。

西方人曾说：“与人交谈，犹如弹弦一般，当别人感到乏味时，便要把弦按住，让它停止振动、发声。”须知喋喋不休的说话定然惹人烦，因此当自己忍不住要说话时，请先尊重一下别人安静或者说话的权利，因为既然是要讨论，就是要有不同的思想或者想法相互交流碰撞，而绝非一个人的演讲。而我们与对方交谈的目的就是为了从对方口中获知正确、有价值的信息，然而如果不给对方开口的机会，那么我们非但不能得到有用的信息，反而还会给人留下态度恶劣的印象，从而失去交流的意义。

在认识到这一点之后，我们就应该适时地将说话的机会给对方，让对方发表自己的真知灼见，尽量不要用强迫手段。

当我们倾听他人讲话的时候，一定要目不转睛地看着他，这样他不但能够感觉到自己受到重视，而且有助于了解他说话的内容并详加揣摩他的心理。比如，一个人如若说话的语气很快，出现声音颤抖、双脸涨红等情形，很有可能是由于紧张所致。这个时候，我们可以适当地安抚一下他紧张的情绪。

通常，一个人的肢体语言能够传达出很多信息，可以有效地反映一个人的心理。比如他偶尔的微笑或者点头就可能表示他的内心非常愉悦，对谈话的话题非常感兴趣。如果这样的话，我们便可以和他继续探讨这个话题了。反之，如若他显得焦躁不安，你就应该思索一下他是否有其他要紧的事情要处理，然后适时地调整谈话的方向。

其实，在与人讲话的过程中，学会倾听是非常重要的。然而，我们不仅要学会倾听他人讲话，更应该善于倾听。因为倾听是人的一生中最初拥有的感觉，也是社交场合一种高超的交谈艺术。

重视每一个细节

老子说：天下之事，必作于细。此话可谓是至理名言。做事情不拘小节，固然是一种洒脱的处世态度，但有时候这也可能成为自

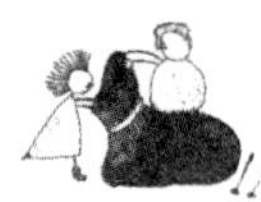

己的绊脚石。人们由于忽略了某个细节而丧失成功的机会的例子比比皆是。

心理学家认为一个人之所以能够获得巨大的成功，这和他做事情是否注重细节有着很大的关系。人生中大事不常有，而小事却总不断，假如我们能够重视身边的每一件小事，重视每一个细节，那么成功也就离自己不远了。

三个人一起去一家大公司的采购部应聘主管这个职位。在这三个人当中，一个人是某知名管理学院的研究生，一个是毕业于某著名商学院的本科生，还有一个只是来自某个不出名高校的大专生。

在经过了好几轮的考试之后，三个人在专业知识等方面不分上下。而最后一关由公司的总经理亲自主考。总经理向三个应聘者提出了这样一个问题：假如你代表公司向某厂家采购 4999 支牙刷，你需要从公司拿走多少钱？

三个应聘者在计算了几分钟之后，不约而同地将答案交给了总经理。

第一个应聘者（研究生）给出的答案是："14300 元。"随后，他解释道："就当是买 5000 支牙刷好了，每支牙刷是 2.8 元，总共需要 14000 元，其他开支大概需要 300 元。"

第二个人（本科生）给出的答案是："14200 元。"他的解释是："假设 5000 支牙刷，需要 14000 元左右，其他花费 200 元应该就可以应付得来。"

第三个人（大专生）给出的答案是："14215.2 元。"

看到第三个人给出的数字，总经理不禁为之一愣，随后便询问他是如何计算出这个数字来的？

第三个人条理清晰地分析道："4999支牙刷，每支2.8元，就需要13997.2元，来回坐汽车的路费是60元，晚上租房的费用是50元，吃饭大概需要花60元，从生产厂家到汽车站以及下车之后把牙刷运输到公司仓库，两次请搬运工需要花费48元。因此，这最后的费用是14215.2元。"

总经理在听了大专生的解释之后，露出了会心的微笑。然后，他满意地对他们三个人说："好吧，今天的面试到此为止，你们三个等通知吧！"

看完上面这个故事，相信多数人对于录用的结果已经一目了然了。试想假如让一个人担任采购部的主管，他对于购买物品所需要的金钱没有一个精准的认识，那么还会有哪个公司敢任用你？

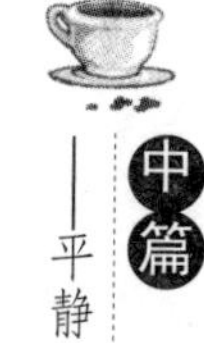

实际上，很多事情是难以做得一点瑕疵没有的，但如若我们做好每一个细节，则有可能会促进事情向着尽善尽美的方向发展。而且通过一件小事，就足以看出一个人的态度以及能力。因此无论是做事还是做人，我们都应该注重每一个细节。

一个人如若不重视细节，不重视细小的环节，那想要取得成功是非常困难的。因此，要想比别人更优秀，要想比别人获得更大的成就，我们就需要克服自己在生活中疏忽大意的心理，重视每一个细节。

古人说：泰山不拒细壤，故能成其高；江海不择细流，故能就其深。注重细节，关注每一个细小的事情，才能拥有山的高耸与海的深沉。在生活中，很多人虽志向远大，但却很少能够将细小的事情做好。所以，成功者才会廖若晨星。

想要成功，就要重视细节，为此，人们就要做好以下几点。

第一，处处留心。如若你是一个细心而又善于动脑筋的人，那么你在面对问题的时候，从细节上寻找突破口，定然会获得一个令人惊喜的结果。对生活细节多加留心就有助于自己形成良好的生活习惯，更有助于自己获得成功所积累的宝贵资本。

第二，遇到小事，不要疏忽，不要不屑一顾，一定要把它做好。反复如此之后，你就能够认真对待身边的每一件小事，从而获得一个更加丰富多彩的人生。

第三，遇事不可麻痹大意。越是小的事情，越容易出现问题，因为大多数人对小事总是抱有不屑一顾的态度，而问题往往就会出现在这里。因此，对于小事更要提高警惕，千万不可麻痹大意。

实际上，我们不缺少运筹帷幄的战略家，缺少的是精益求精的执行者。在很多时候，那些成功者不是有着多么超凡脱俗、高不可攀的能力，是对细节的重视才让他们变得出类拔萃。因此，每一个普通人都有获取成功的那一天，关键是少夸夸其谈，多重视细节，如此方能有所成就，甚至于做出惊天地、泣鬼神的伟大事业。

距离才能产生美

在生活中，人们常常可以见到这样的情形：两个非常要好的朋友，刚开始还是亲密无间，但日子久了，彼此的缺点与不适应的地方就都暴露出来了，在自觉不自觉中，两个人的关系就变得越来越淡漠。这个时候，人与人之间保持一定的距离，留出一定的空间还是十分有必要的。

对于社交，叔本华曾经说过："社交的起因在于人们生活的单调与空虚。社交的需要驱使他们聚到一起，但各自具有的许多令人厌憎的品行又驱使他们分开。终于他们找到了能彼此容忍的适当距离，那就是礼貌。"

这就说即便是再亲密的两个人，也需要保持各自的私密空间，与他人保持一定的距离，如此人们之间的感情不仅不会变淡，相反还有可能会变得更加香醇。

身边的人都有独特的心理特点，我们也不要一天到晚地盯着他们，给彼此一个自由呼吸的空间，那么双方之间感情、友谊将会更加长远，更加持久。

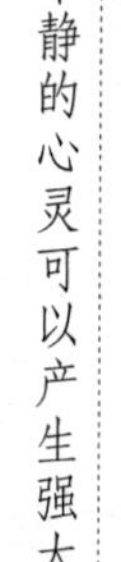

夏尔·戴高乐是法国著名的政治家，也是法国人民心中的英雄。在人际交往中，他非常注意与其他人保持一个适当的距离。

在他担任法国总统十多年的时间里，他的秘书处、办公厅、私人参谋部等顾问以及智能机构的工作人员，没有一个人的工作年限是超过两年的。

每次面对新上任的办公厅主任，戴高乐总是这样向他们说道：“我使用你两年，就像人们不能以参谋部的工作作为自己的职业一样，你也不能以办公厅主任当做自己的职业。”

面对他人的疑惑，他解释说之所以这样规定主要有两个原因：其一觉得调动工作是非常正常的事情，而固定下来反倒有些不正常；其二就是因为他不想让这些人变成他“离不开的人”，只有把这些人调到其他工作岗位上，才能和他们保持一定的距离，同时还可以让这些工作岗位具备朝气与活力，再者就是为了防止这些人营私舞弊。

戴高乐的这一交往原则，对他和顾问、智囊、参谋们的关系产生了深远的影响。

戴高乐总统的这一做法显然是非常明智的，因为如果没有距离感，就会让自己过分依赖身边的人，这意味着扩大了他们的权力范围，很有可能会导致这些人假公肥私，谋取一己之利。这样的结果往往是非常可怕的。但是，假如能够和他们之间保持一定的距离，那么不但可以防止这些问题的发生，还能够和他们建立起密切的关系。所以，戴高乐总统的这一交往原则是非常值得人们去学习的。

日本著名文学家川端康成在自己的作品里曾经这样写道：“凌晨四点起来，发现海棠花未眠。”而海棠原本就是日夜开放的，为什么在凌晨四点起来能够产生别样的美感呢？这是因为在白天海棠花已经彻底融入了人们的生活中，我们埋头学习，埋头工作，对那近在咫尺的美始终浑然不觉。但当我们退一步，和海棠花保持一定的距离，那么便能如川端康成一样领略到它们不一样的美丽。

那么距离为什么会产生美呢？从心理学的角度来讲，主要是由于距离能够使人们从宏观上把握事物，可以带给我们未知的神秘，能够引发人们的美好幻想，这便是人际交往中的“心理距离效应”。因此在人与人之间的交往过程中，我们都应该给彼此留下一定的余地——相应的心理距离，否则的话，即便是再好的关系也可能反目成仇。

有一位心理学家曾经做过实验来判断人们习惯的距离，实验结果表明了人与人之间的交往需要保持一定的距离。这是因为任何一个人都希望自己拥有有一个独立的空间，它就像是一个无形的气泡一样为自己划分了一定的领域。如果这个领域遭到了他人的侵犯，那么双方在交往中就会感到非常不舒服，随之，彼此的安全感也就会消失。

有这么两只十分困倦的刺猬，由于寒冷，它们想要抱在一起相互取暖，然而不管采用什么样的姿势，彼此都睡不舒服。这是因为它们各自身上都长着刺，一旦挨到一块，就会睡不安宁。

无可奈何之下，它们只有离开一段距离，然而距离远了，两只刺猬又觉得冷。如此反复几次之后，它们最终找到了合适的距离，这个距离让它们既能相互取暖又不至于扎到对方。

这便是十分有趣的刺猬法则，这个法则非常适用于人际交往。人与人之间的交往也应如同刺猬一样必须保持一个适当的距离，否

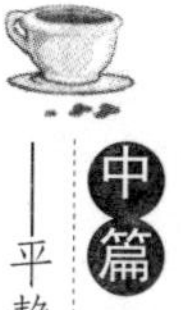

则对双方都会产生伤害。

除此以外，在实际社交过程中，我们想要维持良好的关系，还要注意三点：

第一，人际交往的空间距离也不是固定不变的，它具有极大的伸缩性，会因双方的关系、地位、所处的文化背景等不同而有所差异。

第二，注意礼貌上的分寸。人际交往中所说的距离不仅仅指空间上的距离，还包括与人交往应该注意的分寸、礼貌与尊重。即便是与熟悉的好友，也不能丢弃必要的分寸感。有些人一旦与别人混熟，就会丢掉了分寸感，说话做事不分场合、不分时间，最终使得交往向反面方向发展。

第三，自己与最亲近的人之间也应当保持一定的神秘与新鲜感。这样的生活不但能够避免单调与乏味，而且适当地给爱放假，会使感情更加长远。

美国人类学家爱德华·霍尔博士认为，相互之间的自我空间范围是由交往双方的人际关系以及其所处的情景决定的。所以，与人保持距离在人交往中很重要，怎样保持一种距离、保持一个什么样的距离，这需要我们在生活中多摸索、多总结，做到恰到好处，如此一切的困难自然就迎刃而解了。

宽容可以化解一切矛盾

法国浪漫主义文学家雨果说过：世界上最宽阔的是海洋，比海洋更宽阔的是天空，比天空更宽阔的是人的心灵。这句话告诉人们在人际交往中要懂得宽容，用宽容来化解矛盾，学会得饶人处且饶人，如此在与人相处的时候才能充满和谐、融洽的氛围。

在人际交往之中，心存宽容之心是非常重要的。它可谓是人际交往的“润滑剂”，对于减少人际交往中的摩擦与争吵是十分有益的。要宽容就是要充分地理解他人，看到他人的优点与长处，对他人不苛求、不挑剔，心胸宽广，能够原谅他人的过失，即便是他人对自己无礼也不会斤斤计较。

特别是当与别人产生矛盾时，要多想一下自己的不足之处，勇于承担责任，真诚地进行自我批评。只有这样，我们才能多交朋友，赢得好人缘，获得更宽广的人生之路。

沙皇亚历山大大帝在位期间，曾来到一个地方了解民情。当他穿着一身没有任何军衔标志的平纹布衣走到一个路口时，忘记了返回客栈的路。他看见一个军人，于是便走上去问道：“朋友，你能告诉我去客栈的路吗?”

那个叼着大烟斗的高傲军人，在将穿着平纹布衣的亚历山大大帝上下打量了一番之后，傲慢地答道：“朝右走!”

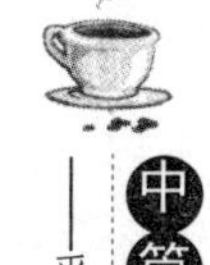

大帝说声谢谢后，接着问道："请问离客栈还有多远？""一英里。"那个军人瞥了一眼之后生硬地说。

大帝听完，刚走出几步又停住了，回来微笑着说："请原谅，我能够再问一个问题吗？假如允许我问的话，请问你的军衔是什么？"

那个军人猛吸了一口烟说："猜嘛。"大帝风趣地说："中尉？"那军人的嘴唇微动了一下，意思是说不止中尉。

大帝说："上尉？"军人摆出一副很了不起的样子说："还要高些。""那么，你是少校？""是的。"军人高傲地回答。于是，亚历山大大帝敬佩地向这个军人敬了礼。

少校转过身来以对下级说话的语气问道："如果你不介意，请问你是什么官？"大帝笑着说道："你猜！"

"中尉？"大帝摇头说："不是。""上尉？""也不是。"少校走到近前仔细看了看说："那么你也是少校？"大帝镇静地说："请继续猜！"

少校听完，高傲的神气马上就消失了。他取下烟斗，用非常尊敬的语气低声说："那么，你是部长或将军？""快猜着了。"大帝说。

"您是陆军元帅吗？"少校结结巴巴地说。大帝说："我的少校，请再猜一次吧！"

"皇帝陛下！"少校的烟斗从手里掉到了地上，猛然跪在亚历山大大帝面前，赶忙喊道："陛下，饶恕我！陛下，饶恕我！"

大帝笑着说："饶你什么？我的朋友，你没有伤害我，我向你问路，你如实地告诉了我，我还应该感谢你呢。”

在人际交往过程中，每个人都有被别人误会、被指责、被无礼对待的时候，这个时候，你能像亚历山大大帝一样宽容他人吗？有个哲人曾经说过：一个人有多大的心胸，就能够做多大的事；有多大的心胸，就会有多大的人格魅力。因此，对他人施以宽容，于人于己都是有益的。

俗话说海纳百川，有容乃大。一个有着好人缘、乐于与他人交往的人，其胸怀定然是宽广的，必能够宽容一切人与事，遇事不会斤斤计较，会原谅他人的过失与错误。

其实，人出于保护自我价值的需要，在和别人交往的时候也都有一种期望得到别人认可与称赞的心理倾向。在交往中，人们即使出现了一些错误，也期望别人能够宽容与谅解自己。不然的话，就有可能对交往的人和事感到厌倦。因此，如若站在别人的角度想一想问题，对他人宽容一些，不仅能够取得对方的好感与信任，同样也会得到对方友好、宽容的对待，这样在与他人相处过程中就感觉愉快得多。

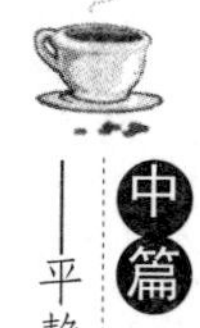

人们常说：“事临头三思为妙，怒上心一忍最高”，“忍得一时之气，免却百日之忧”。在社交活动中，难免会发生各种冲突与矛盾，如若双方针锋相对，互不相让，就有可能使矛盾激化，最终造成两败俱伤的结局。试想假如其中一个能够忍让一下，退让一步，那么双方就会相安无事。因此，我们要得饶人处且饶人，这是为了他人，也是为了自己，须知善待别人就是善待自己。

金无足赤，人无完人，任何人都可能犯错误，出现过失。要想让自己活得更愉快，就宽容曾经伤害过自己的人吧。宽容他人，以退为进，也是一种高超的处世策略。

总之，在面对许多复杂、纠结的事情时，不妨用宽容去化解一下，你就会发现它比愤恨与报复更有力量。而且，这种力量还能够化干戈为玉帛，使自己身上充满一种别样的魅力，吸引周围的所有人。学会宽容，一切矛盾和不顺的事情都会变得海阔天空；学会宽容，即便遭遇生活中的狂风和大浪，我们也能顺利实现自己的目标。

关爱能够缩短心灵之间的距离

在社交活动中，想要拉近彼此之间的距离，不仅需要以包容、开放的心态来待人处事，还要求人们能够用自己的爱心与真诚来温暖他人的心灵。尤其在这个充满竞争的社会，这种关爱是不可或缺的。

学会与人分享快乐，培养自己关爱他人的心胸，这不仅是个人素质的体现，更是人际交往的重要内容。他人因为你的关爱而获得了快乐，你自己也能够从中收获愉悦与满足。假如你对别人总是毫不关心，只知道一味地“自我欣赏”，甚至是自私自利，那么带给自己的只有寂寞和苦恼。

美国第28任总统伍德罗·威尔逊曾说过：“如若你握紧一双拳

头来见我，我想我可以保证，我的拳头会握得比你的更紧。但假如你来找我说：‘我们坐下，好好商量，看看彼此意见相异的原因是什么。’我们就会发现，彼此的距离并不是那么大，相异的观点并不多，而且看法一致的观点反而居多。你也会发觉，只要我们有彼此沟通的耐心、诚意和愿望，我们就能沟通。”

实际上，假如我们能够以真挚朴实、诚恳包容的爱心去善待周围的人，那么人与人之间便可以架起沟通的桥梁。请让我们都多一些关爱吧，你会发现原来每个人的心灵世界其实都是向往美好的。

曾经有过这样一对父子，他们之间总是充满着诸多矛盾冲突，以至于父子之间的关系变得越来越紧张。最终，儿子选择了离家出走，而父亲则是心急如焚地到处寻找他。

在多方寻找无果后，父亲在一家很大的报纸上刊登了一则寻人启事。儿子叫何塞，这个名字在当地是个十分普通的名字。寻人启事上写道：“亲爱的何塞，爸爸明天会在××日报社前等你。以前的事我会既往不咎。我爱你。”

第二天中午，在报社的门口出现了一幕令人惊异并感动的情景，来了数百个“何塞”，他们都在等待着“父亲”的宽恕。

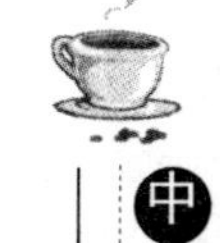

对于何塞来说，他是幸福的，因为他的父亲还没有抛弃他，还在关爱着他。而这个世上还有很多人在等待着家人亲戚、同事挚友的宽恕，但是又有几人能够拥有这个机会呢？

其实，在人际关系中原本没有那么多令人气恼的人和事，为自己想得过多，为他人想得太少，因此才会争吵，才会反目，也才会有那么多的不愉快。让自己放松下来，多想想他人的好处，多一些平和、理解与爱心，就没有什么心结是解不开的。因为关爱是连接心灵之间最近的桥梁。

一颗善良的心，一种关爱他人的心胸，这可以说这是我们最宝贵的精神财富。有的时候，将关爱、同情以及理解给予他人，我们自身却并不会因此而减少什么，相反，我们能够收获更多的关爱、同情和理解。

有一次，一个名不见经传的小报记者在酒店门口采访当时已经名扬世界的石油大王——哈默，他向哈默问了一个非常敏感的话题："为什么在前几个月，您减少了对部分国家的石油输出量，而您对手的石油输出量却增加了？这似乎与您现在的石油大王的身份不太相符。"

哈默听完，笑着说道："关照别人，实际上就是在关照自己。关照他人需要付出一些理解与大度，然而能获得意想不到的结果。关照是一种最有力量的方式，也是一条最好的路。"

哈默说完就转身离开了，记者呆立于街头，内心显得非常失落。他原以为哈默所说的只是故弄玄虚，敷衍自己罢了。对于这次没有收到实际效果的采访，这个记者一直是耿耿于怀。而哈默所说的那些不着边际的话更使他十分迷惑。

几年以后，这个记者终于在一篇报道中明白了哈默的话所蕴含的意义：哈默在成为石油大王之前，曾经一度非常穷困潦倒。某年冬天，年轻的哈默与几个同伴流亡到了美国的一个小镇上。那年的冬雨下个不停，镇长门前花圃旁的小路很快就变成了泥淖地。然后，很多过路人又都从花圃里穿行而过，所以使得花圃里面狼藉一片。对镇长的花圃遭受的损毁，哈默是十分痛惜，于是他不顾寒雨淋身，独自一个人站在雨中看护着花圃，让那些行人从泥泞路上穿行。不久，镇长挑回了一担炉渣，他将那些炉渣铺在了泥淖里。自此以后，就再也没有人穿越花圃了。最后，镇长对哈默意味深长地说道："你看，关照别人实际上就是在关照自己，这有什么不好？"镇长的话令哈默牢牢记在了心中，即便日后成为了石油大亨，他也从没有忘记过。

在每个人的心中都有一个花圃，而人生之旅就好似那花圃前的小路。而生活的天空即可能是风和日丽的好天气，也可能是风霜雪雨。假如那些在雨路中前行的人们能有一条顺利通行的路，那么又会有几个人去践踏那美丽的花圃呢？

所以说给别人一点关照，其实就是关照自己，哈默在关照中成为了石油大王，也让世人记住了他的传奇事迹。

关爱能够缩短两颗冷漠的心之间的距离，可以将两颗冰冷的心连接起来，互相温暖，互相包容。学会关爱，能够让人的心灵变得更加温暖，同时也让人生变得更加广阔。

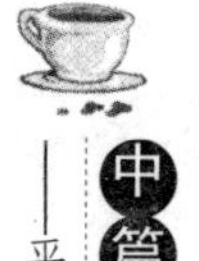

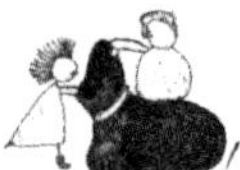

第三章　生活的和谐是主动争取过来的

当人们在工作中和社交生活中遭遇挫折和困难时，家庭便成为了心灵最后的避风港。想要让自己的家庭生活变得和谐顺畅，想要让自己那浮躁的心灵得到安歇，我们就要积极主动地创造幸福和谐的生活：用自己的爱心来关照亲朋好友，让生活变得简单充实，善于发现生活中的快乐因子……如此，我们的心灵才能在家庭生活中获得真正的滋养。

幸福家庭是用爱构建出来的

工作上以及人际关系上的压力会让我们疲惫不堪，当重压来袭时，家庭就成为了我们减压、放松身心的理想之地。因此说，家庭对每一个人来说，都是必不可少的。

在幸福温馨的家庭里，夫妻之间相濡以沫、共同进退，父母与孩子之间亲密无间，与邻里之间和谐融洽。这样的家庭可以抵御职场的强大压力，能够缓解社交活动中的挫折感，让人们感受亲人强烈的爱，不再遭受孤单的侵扰。

既然家庭是如此的重要，那么我们应该如何来创建并维护幸福家庭呢?

一位妇人来到屋外，看见在自家的院子里坐着三位长着长白胡须的老人。她不认识这三个老人，于是就对他们说道：“我想我不认识你们，不过你们应该是饿了，请进屋来吃点东西吧。”

三个老人齐声问：“家里的男主人在家吗?”

妇人回答道：“不在，他出去做事了。”

老人们听了，说：“那我们不能进去。”

到了晚上，当她的丈夫回家后，妇人便把这些事情都告诉了丈夫。于是，丈夫让妇人去告诉老人们说自己回来了，并邀请他们进屋来。

但是，老人们却说：“我们是不能一起进入一个房屋内的。”

“这时什么原因呢?”妇人非常不解。

这时，一位老人指着他的一位朋友说道：“他的名字叫财富。”然后又指着另外一位说：“他是成功，而我是爱。”接着，这个人又补充说：“现在，你进去与你丈夫讨论看看，要我们其中的哪一位到你们的家里?”妇人只好进去询问自己的丈夫。

她丈夫听完，高兴地说：“原来是这么回事啊！我们还是邀请财富进来吧!”妇人说：“亲爱的，我们为什么不把成功邀请进来呢?”

就在老两口说话的时候，儿媳妇走进了屋里并提出自己的建议：“我们将爱邀请进来不是更好吗?”

丈夫对妇人说：“我看就照着儿媳妇的意见办吧，快去请爱来

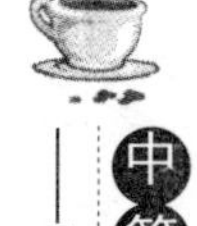

家里做客。”

因此，妇人再次到屋外询问哪位是爱？于是，爱便起身随着妇人朝屋子走了过去。另外两个老人也跟着他一起。对此，妇人吃惊地问财富与成功：“我只是邀请爱，你们二位怎么也一道进来了呢?”

三个人齐声回答说：“假如你只是邀请财富或者成功，另外二人都不会跟着进来，而你若是邀请爱的话，那么不管爱走到哪，我们都会跟着。有爱的地方就会有财富与成功。”

就如同上文老者说的那样，相对于财富与成功，爱对于家庭更为重要。爱能够构筑一个健康和谐的家庭，如果家中充满爱，那么财富与成功自然而然就会来到自己的跟前。

当我们拥有一个幸福的家庭时，就要珍惜这个家庭，要用自己的爱心加强家庭的维系度，用爱心表现出对家庭成员的关心、照顾、在乎以及惦记，努力为家庭付出自己的时间、金钱、精力与热情。

一对年轻的夫妇结婚刚刚一年多就要离婚，原因是妻子发现丈夫和另外一个女人的关系非常密切。实际上，他们并没有任何越轨行为。

但是，这对夫妇的婚姻还没到破裂的程度，她还爱着自己的丈夫。而丈夫也不想离婚，之所以那么痛快就答应离婚要求，只是为了尊重妻子的选择。

事实上，这对夫妇仍然彼此相爱，问题的关键是两个人的沟通和交流出现了障碍，他们都没有用正确的方式表达出自己对对方的爱。

后来，在亲朋的劝说，两人都放下了自尊心，坦诚地表达彼此的想法，于是两人重新和好了。

在现在社会中，人与人之间多了一些隔膜，少了一些交流，因此才会造成误解和矛盾的产生，即便是作为“避风港”的家庭也出现了各种各样的问题。就像是上文中的那对夫妇那样，沟通的不及时和不畅通使得彼此没有关爱，有的只是猜忌与误解。想要让家庭生活变得幸福，人们就要好好维持这份爱心，从而使得家庭成为自己心灵的栖息地。

爱是人人都有的，也是维持家庭和谐的重要纽带。为了让自己的生活变得更丰富，更有意义，更加幸福温馨，请勿吝啬自己的爱，让爱充斥于人们的心间吧！

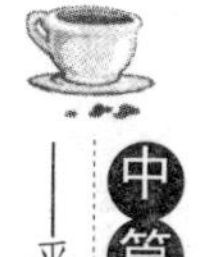

夫妻吵架的艺术

在很多人的眼中，小小的家庭不仅是自己身心获得休息的场所，更是一个优良的“避风港湾”。在家庭里，人们能够摆脱疲惫、沮丧等负面因素的影响，获得轻松、愉悦。

但是，家庭也不会永远保持平静，也会出现矛盾、不快，甚至冲突。丈夫与妻子毕竟是两个不同的人，拥有着不完全一样的性格。当两个人能够彼此迁就、彼此理解的时候，家庭就是和谐的、

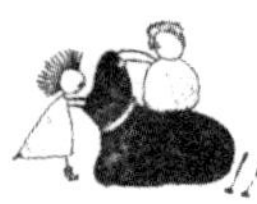

平静的、平衡的。一旦这个平衡被打破了，那么夫妻之间的矛盾与冲突就不可避免地要发生了。

实际上，天底下没有不争吵的夫妻，关键是要看人们如何如何去巧妙地处理这种争吵。

俗话说夫妻床头吵架床尾和。夫妻两个不会有真正的仇怨，所谓的争吵通过一方的妥协、迁就能得到化解，在这个过程中，彼此之间的幸福也得到提升。

因此说，幸福美满的婚姻不是只依靠夫妻两人循规蹈矩不做错事情就能够保证得到的，两个人还有一个重要的功课去学习，那就是要学会怎么样来处理彼此之间的冲突。

而生活中，夫妻一旦发生争吵怎么办？怎样能够将争吵变为幸福呢？

第一，夫妻之间吵架应该“讲情”，不应该“讲理”。在一般情况下，夫妻发生吵架后，都会拼命地抓住对方话语中的语病，寻找对方说话逻辑中的缺陷，然后集中火力而攻之，最终让对方毫无招架的余地。但是，在这个“争理”的过程中经常会“伤情”，虽然赢了理却会使对方认为对方没有感情。夫妻之间在发生争执后，尽量用“讲情”来处理，这样就能不伤彼此的和气了。

第二，天底下没有不吵架的夫妻。夫妻两人性情不仅不完全一样，而且在性格、观念、习惯等上也有差异。在热恋时，两个人还有机会掩饰自身的缺点；结婚之后，夫妻朝夕相处，互动非常频繁，因此爆发或大或小的冲突是无法避免的。在面对这些冲突时，如果大惊小怪，以为两个人不适合在一起，这显然是一种错误的认识。反之，如果以为美满的婚姻就是两个人永远不争吵，因而发生冲突时，极度地加以容忍，百般地委曲求全，想要维持一个表面的和平状态，这样的夫妻生活也是不正常的。

事实上，当两个人发生争吵后，不必惊慌，夫妻两人应该以积极的、理性的角度来看待吵架。“会”吵架的夫妻能够把握吵架的火候，两人的感情不仅不会变坏，反而会愈来愈好。

第三，吵架不是是非问题。夫妻发生争吵的原因往往是觉得事情只有一个答案。他们的基本心态是：这件事一定是我对了，他（她）一定是错的。如果两个人都这样想，那么吵架就会层出不穷了。

实际上，一些事情并没有固定的、完全正确的答案，不能通过简单的是或者非来看待问题。“会”吵架的人在争执的过程中，会去切实体会对方的真正意思，或比较两人之间的差距在哪里。而那些不会吵架的人，一旦发生争执便要极力驳倒对方，结果往往是两败俱伤。

第四，吵架不是在比输赢。夫妻双方吵架，无论谁赢谁输，其实都没有真正的赢家，双方往往都是输家。在万不得已的状况下，会吵架的人最多只是“点”到为止，从来不想压倒对方。会吵架的人事事均给对方留有余地，让对方有台阶可下，而不会吵架的人却总想把对方“赶尽杀绝”。

第五，讲述事情的真相，不要添油加醋。夫妻吵架定然是事出有因。“会”吵架的人在争吵的过程中会集中在事情的叙述上，让对方了解自己的所思所想；而那些不会吵架的人却总是夸张表达自

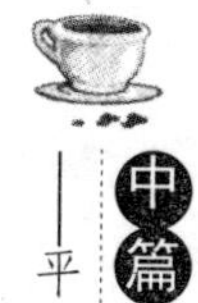

己的愤怒，所以经常用最偏激的形容词来激怒对方。

第六，率先“认输”的人才是有大胸怀的。在争吵发生之时，成熟的人会极力设法去避免。而避免吵架的最好的处理方式就是承认对方的意见是“正确”的。

第七，不要在第三方面前吵架。有些吵架者为了证明自己是正确的，常常喜欢在局外的第三方面前控诉，希望得到别人的支持。还有些人为了争取较多人的同情，就不断地指责自己配偶的缺点。这种在第三方面前控诉配偶的习惯会对夫妻之间的感情产生巨大的破坏，因此夫妻都要必须竭力避免，否则最终受害的还是自己。

“会”吵架的人通常希望夫妻两人能面对面地处理彼此之间的矛盾与冲突，只有不在亲朋好友面前争吵，两个人感情才能得到快速地复原。

从一定程度上讲，夫妻之间小吵小闹是一种情趣，但是一旦过头，就会伤了彼此的心，还有可能破坏夫妻间长期积累起来的感情。

吵架是一种发泄方式，也是一门高深的生活艺术。没有争执的家庭就没有活力；而不会吵架的家庭更是危险的，因为夫妻的每一次吵架都有可能引发一场家庭大地震。所以，想要生活幸福，就要学会这门吵架的“艺术”。

家庭琐事中也有快乐

当劳累了一天拖着疲惫身躯回到家中之时，我们是否还在担心其他的事情？如若我们想要不再忧心忡忡，想要让自己充分地享受家庭温馨和快乐的生活，那么我们就应当抛开那些令人烦恼的事情，多想一些生活中美好的事物，学会在家庭琐事中发现快乐。

对此，罗根·皮尔索·史密斯就认为：“在我们的生命当中，有两件事是我们所要追求的。其一就是努力去得到你所想要的；其二则是如何在得到之后好好地去享受它。然而只有最聪明的人才能做到后者。”

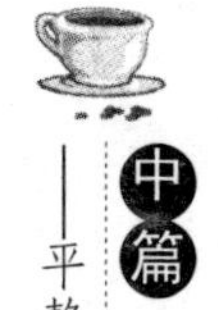

包希尔·戴尔是《我要看》一书的作者。但是或许你还不知道，她是一位眼睛几近失明的妇人，而且这种状况已经持续了半个世纪。包希尔·戴尔在书中写道：“我只有一只眼睛，而且还被严重的外伤给遮住，仅仅在眼睛的左方留有一个小孔，所以每当我要看书的时候，我必须把书拿起来靠在脸上，并且用力扭转我的眼珠从左方的洞孔向外看。”

然而即便是有如此大的身体残疾，包希尔·戴尔仍旧拒绝他人的同情，也不想要别人认为她和一般人有什么不一样。当她还小的时候，她想要与其他的小孩子共同玩踢石子的游戏，然而她的眼睛却难以看到地上所画的标记，所以无法加入他们。

但是，包希尔·戴尔没有放弃。她就等到其他的小孩子都回家之后，趴在他们玩耍的场地上，沿着地上所画的标记，用她的眼睛贴着它们看，并且把场地上所有相关的事物都牢记在心里，此后没过多长时间，她就变成踢石子游戏的高手了。

一般情况下，包希尔·戴尔都是在家里读书的。首先，她先将书本拿去放大影印，然后再用手将它们拿到眼睛前面，并且差不多是贴到她的眼睛的距离，以致她的眼睫毛都碰到了书本。但就是在这种艰难的情况下，她还是获得了两个学位：明尼苏达大学的美术学士和哥伦比亚大学的美术硕士学位。

包希尔·戴尔在获得学位之后，便开始在明尼苏达州双生谷的一个小村庄里当起了教师，后来被提升为南达科塔州苏瀑城奥古斯塔学院新闻学与文学的副教授。在那里，她教了 13 年的书。其间，包希尔·戴尔还常常在妇女俱乐部演讲，以及在广播电台介绍文学著作与作家。

在书中，她写道："一种害怕面对黑暗的恐惧心理一直存在于我的内心深处，为了克服这种心理，我就用愉快的，而且是几近欢闹的心情，去过我自己的生活。"

在《我要看》一书中，包希尔·戴尔还描述了发生在厨房里的洗碗槽内的令人心情激荡的情景。

1943 年，那时包希尔·戴尔已经 52 岁了，也就在那个时候发生了奇迹。她在玛亚诊所动了一次眼部手术，没想到的是这次手术使她的眼睛能够看到比原先远 40 倍的距离。特别是当她在厨房做事的时候，她发现即使在洗碗槽内清洗碗碟，也会有令人心情激荡的情景出现。

在书中，她描写这段情景时说："当我在洗碗的时候，我一面洗，一面玩弄着白色绒毛似的肥皂水。我用手在里面扰动，然后用手捧起了一堆细小的肥皂泡泡，把它们拿得高高地对着光看，在那些小小的泡泡里面，我看到了鲜艳夺目好似彩虹般的色彩。"

当包希尔·戴尔从洗碗槽上方的窗户向外瞧的时候，她还看到了一群灰黑色的麻雀，它们正在下着大雪的空中飞翔。她发现自己在观赏肥皂泡泡和麻雀时的心情，是如此地愉快与忘我。

因此，她在书中的结语中这样写道："我轻声地对自己说，亲爱的上帝，我们的天父，感谢你，非常非常地感谢你！让我们来感谢上帝的恩赐，因为它使你能够洗碗碟，因而使你得以看到泡泡中的小彩虹，以及在风雪中飞翔的麻雀。"

在这里，我们看到了美国作家包希尔·戴尔面对自身的缺陷，没有消沉，而是积极生活，积极地寻找其中的乐趣，坚持不懈，不轻易放弃，因此她是幸福的，也是快乐的。试想如果包希尔·戴尔不去寻找生活的那些快乐因子，那么她所要面对的恐怕将会是一个更加黑暗的心理世界，也就不会取得日后的成功。

其实，在我们已经度过的人生历程中，一直是在充满美丽、温馨、快乐的乐园里生活。然而，大多数人却如同是盲人一样，既没有去好好地欣赏它，也没有好好地去享受它。所以，人们错过了获得快乐的瞬间，也错失了获得幸福的机会。

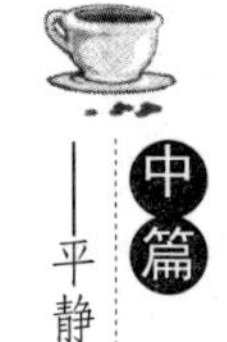

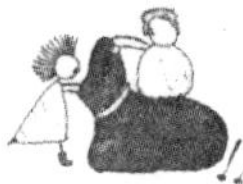

因此，想要发挥自己的潜质，想要提升生活的品质，我们就要修炼自己那双善于发现的眼睛，努力寻找其中的快乐因素，从而实现心灵的放松与慰藉。

及时欣赏生命中的美

我们在生活中可能会出现这样的情形：去商场买一大堆食品，放在冰箱里后就忘了吃，直到它过了保质期，发出了难闻的味道，自己才会发觉错；曾经买了一件非常漂亮的衣服，然而却不舍得穿，然后隆重地将其供奉在衣柜里。很长时间之后，当自己再看见它的时候，却发觉它的样式早已过时了。于是，这些美好的东西只能留在衣橱里，留在记忆里。而在流逝的青春中，它们没能焕发出应有的光彩。

就这样，人们错过了生命中许多美好的东西：没有在食物最香甜可口的时候品尝它的美味，没有在最流行的时候穿上自己喜欢的衣服，没有在最适当的时候去做应该做的事情。仔细想起来，这些都是一种遗憾。

之所以会有这些遗憾，往往是因为人们的不舍。那些美好的东西由于人们的不舍，而失去了展现自己的机会，留给人们的也只是无限的叹息而已。

有些人即使很有钱，也舍不得吃穿用，总想等他们老了的时候，再想好好享用一番，但即便到了那时往往已是力不从心了；有些人不知节制地抽烟喝酒，根本不将自己的健康当回事，等身患重病了才知道后悔，但经常是为时晚矣……

实际上，生活中不能和快乐相处的人不胜枚举。这些人获得一次大大的成就之后，不但不能获得轻松愉快，相反却变得更加焦虑。在他们的意识中，每个人和每件事都在紧盯着他们的疾病、诉讼、意外等。这些人根本不肯放松自己的心情，因为他们一直期待再次成功的那一天。

生活总是美好的，想要拥有美味可口的食物、热情真挚的友谊、温暖宜人的阳光、鼓励的微笑，人们就要让自己放松下来，放慢前行的脚步，对生活充满敬意。大戏剧家莎士比亚在《奥赛罗》一剧中写道："欢愉和行动，使时光短暂。"其实，无论时光的长短，我们都应当使自己的人生充满愉快。

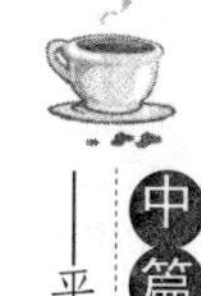

有的人会说："假如我赚到一万元，我就好好开心地玩玩。"有的人说："假如我上了那架往巴黎、罗马、维也纳的飞机，我就乐了。"有人说："假如我到了60岁退休下来，我就躺在甲板的躺椅上晒晒太阳……"

人们要丢弃这些"假如"，不论自己有多少财富，都应该自娱自乐，学会做一个真正的自我。一个心理脆弱的亿万富翁或许会念念不忘地说："如若有人把我的全部积蓄偷去，那就没人理我了。"重要的不是财富，而是人们的心态。

当人们口袋没钱的时候，有的只是充足的时间，但是一旦口袋里装满了钞票，时间又没有了，或许这就是很多人无法遂愿的原因吧。

其实，人生就像是一张支票，是有期限的。很多外在的东西是生不带来死不带去，假如人们不在规定的期限内使用，那么自己将再也没有机会了。在为了自己的事业、理想打拼的同时，想想自己究竟是为了什么而努力？不是为了车子、房子和票子而努力，而是为了生活得更好，才去努力奋斗拼搏的。

不论人生是长抑或是短，我们应该希望当我们的生命走到终点时，不要留下任何的遗憾，希望那时我们能够很满足的对所有人说：我努力工作过，我也欣赏过生命中的美，我的人生不再有任何遗憾。

发现生活中的美

大多数人的生活总是日复一日重复同样的动作，同样的思维。当人们习惯在嘈杂的人群中行走，在林立的高楼中忙碌，在谈论着家长里短的日子中生活，在看着草从萌芽到枯黄、树木从茂盛到败落的时候，是否在内心问过自己生活的价值在哪里，生活的意义又是什么？

人生如戏，戏如人生。在时光的流逝中，我们目睹了别人的喜怒哀乐与悲欢离合，同时也从别人的故事中发现并慰藉着自己的感情世界。人生的价值就蕴藏在这简单的生活之中，学会知足，简简单单地享受生活的魅力，那么我们的心灵就会变得轻松愉悦。

著名文学家林语堂先生曾在《生活的艺术》中犀利地指出："尘世是唯一的天堂。"他要告诉世人的是：我们既然已经生存在了这个尘世上，就应当爱惜这一趟旅程。

林语堂先生早年留学美国、德国。1923年回国以后，又先后在北京大学、北京女子师范大学任教。20世纪30年代还陆续创办过《论语》、《人间世》、《宇宙风》等刊物，推动了小品文的创作，成为论语派的主要人物。

林语堂一生著述颇丰，在国际上影响很大。他对人生、人性以及社会的看法都非常深刻，在《大自然的享受——乐园失掉了吗》一文中有这么一段话：

世界上有一个人，他的名字我们现在暂且不说出来。他跑去向上帝诉苦说，这个地球给他住起来还不够舒服，他说他要住在一个有珍珠门的天堂。上帝起初指着天上的月亮给他看，问他说，那不是一个好玩的玩具吗？他摇一摇头，他说他不愿看月亮。接着，上帝指着那些遥远的青山，问他说，那些轮廓不是很美丽吗？他说那些东西很平凡。后来上帝指着兰花和三色堇花给他看，叫他用手指去抚摩那些柔润的花瓣，问他，那色泽不是很美妙吗？那个人说："不。"

上帝强忍着带他到一个水族馆去，指着那些檀香山鱼的华丽的颜色和形状给他看，可是那个人说他对此不感兴趣。上帝后来带他到一棵绿荫的树下，命令一阵凉风向他吹着，问他道，你能感到其中的乐趣吗？那个人说他觉得没什么意思。接着，上帝带他到山上

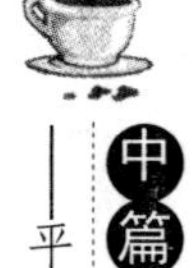

一个湖沼边去，指给他看水的光辉、石头的宁静和湖沼中美丽的倒影，给他听大风吹过松树的声音，可是那个人说，他还是不感到兴奋。

上帝以为他这个生物的性情不很柔和，需要比较兴奋的景色，于是便带他到落基山顶，到大峡谷，到那些有钟乳石和石笋的山洞，到那时喷时息的温泉，到那有沙丘和仙人掌的沙漠，到喜马拉雅山的雪地，到扬子江畔的悬崖，到黄山上的花岗石峰，到尼亚加拉瀑布的澎湃的急流，问他说，上帝难道没有尽力把这个行星弄得很美丽，以娱他的眼睛、耳朵和肚子吗？可是那个人还是在吵着要求一个有珍珠门的天堂。

那个人说："这个地球给我住起来还不够舒服。"上帝说："你这狂妄不逊、忘恩负义的贱人！原来这个地球给你住起来还不够舒服。那么，我要把你送到地狱里去，在那里你将看不到浮动的云和开花的树，也听不到潺潺的流水，你得永远住在那边，直到你完结了你的一生。"

就像是故事中的那个人一样，如果不能从简单生活中发现美丽与情趣，那么我们的生活就可能是失败的、糟糕的，甚至不可救药的。

长期以来，人们都在苦苦追求成就、财富以及地位，并将其作为自己的奋斗目标，认为拥有汽车、公寓、各种现代化设备等这些物质条件，就是理想的生活了。因此，人们几乎用尽了所有的精力地去拼、去冲、去闯、去拿、去要。

从一定程度上说，成就、财富和地位是美好生活的保障以及象征，假如一个人有能力得到这些，也是无可厚非的。然而，如果一个人把这些作为终生追求的目标，满脑子只是这些东西，那么他的生活便没有任何兴致可言了。

实际上，我们应该尽量多给自己一点心灵的自由，尽量使自己的生活变得简单，学会体会生活，学会创造生活，从而让生活更有品位、更有情趣、更有意义。

有句话说得好：如果你叫山走过来，山不走过来，你就走过去。我们每一个人都应当有走过去的思想，在适当的时候，转换一下自己的情绪，给生活注入一点新鲜的味道，让麻木的神经得到放松。在清闲的时分，我们可以仔细观察一下路边正在吐绿的垂柳，窗台上正在吐蕊的花朵，以及那清新的海风、山雨来临前的潮湿空气、草叶上的滴滴露珠、淡淡的薄雾。我们还可以在静谧的夜空下，悠闲地欣赏那璀璨的星光……

生活原本就是这样简单，假如人们懂得去发现、去欣赏、去体会，就会欣赏到生活中的那些美，我们的人生也定将变得色彩纷呈。

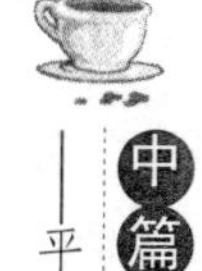

拒绝攀比心理

在日常生活中，大家往往会在不自觉中进行着各种比较，把自己的能力、经济收入、取得的成就或者是家庭出身与他人进行对

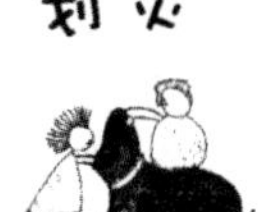

比，甚至将自己的孩子、爱人与他人进行比较，凡此种种，不一而足。

其实，每一个人都想要在他人面前表现出自己风光的一面，谁都不愿意承认自己不如他人，因此使得攀比的心态永远也不会消退。事实上，在攀比的背后，每个人都有一些难以说出口的苦衷。

事实上，人与人相互比较而生气，往往是由于自身的性格以及心理上的缺陷，从而使自己有了自卑心态。但是，生活的差别无处不在，而攀比之心又是如此难以克服，这就会让自己的人生缺少快乐与温馨。

在漫长的人生历程中，每个人都要承受喜怒哀乐，都会经历爱恨情仇。这即是自然赋予生命的规律，也是生活赋予人生的规律，只不过每个人经受的方式不同，演绎出的人生不同罢了。

攀比原本就是一件不应提倡的事情，人们更是没有必要在亲朋的攀比面前感到自卑，只要做好自己的事情就足够了。与其事事攀比，裹足不前，倒不如走好自己的路，珍惜宝贵的时光。

其实，人与人之间相互攀比，这本是人之常情，是人们无法避免的事情，关键是看以何种心态来对待。

如果人们注意到他人的长处与优点，然后向他人学习，从而在这个方面也不断自我提高与进步，应该说是一件好事，对自我的成长来说是非常有益的，也是无可厚非的。

但假如人们在进行了比较之后，并不愿意以淡定的心态去接受现状，而是渴望甚至是强求自己也能够和他人一样，尤其是对一些外在、虚浮的东西，渴望与他人一样：和别人一样变得漂亮，和别人一样获得成功，和别人一样变得富有，和别人一样拥有一个好伴侣，和别人一样有个良好的出身，和别人一样拥有博学的父母……

但是，人生中的一些东西是无法改变的，我们要以平静的心态来面对自己与他人境遇的不同，方能让家庭和谐，与邻里关系融洽，与朋友维持长期健康的友谊。

钱先生家境一般，但是当他们看到几个朋友的孩子都在当地一家费用很高的幼儿园上学后，便让自己的孩子也去了那里。

就读的这所幼儿园不但费用高得吓人，而且其他孩子的家长很多都是有钱的富人。有的家长开着高档轿车接送自己的孩子，有的家长带着孩子到各地区旅游，还有的家长拥有几套高档公寓。

钱先生夫妇为了不丢面子，为了不让自己的孩子感到自卑，只好打肿脸充胖子，把大部分积蓄都花在了孩子的教育上面。

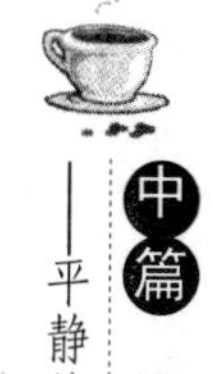

在现实中，像钱先生这样的父母不在少数，他们往往是为了顾全自己的脸面，为了显示自己的虚假的优越，硬着头皮去做一些力所不能及的事情，结果往往是给自己带来了巨大的负担。其实，财富不一定能给人们带来满足，而贫穷也能给孩子带来更多的东西，他们能够学到更多的知识与技能，他们更知道通过自己的奋斗来改变一切。

事实上，攀比心理对人们的身心健康是不利的。在这种心态之下，人们容易自卑、失落，感觉没面子，甚至产生嫉妒等负面情绪，这不仅损伤身体健康，也会影响行动能力与思维方式。因为当看到别人好的地方而产生了自卑感后，人们就会不断地埋怨自己，甚至认为自己一无是处，一旦发生这种情形发生，很多人都难以积极地采取行动去改变现状。

想要矫正自己的攀比心理，我们就要放弃对一些事情的过分在意，把时间和精力用在对自己的人生和发展更加有意义的事情上；对那些不能改变的加以接受，并积极行动去改变能够改变的。同时，我们还要在与他人比较中，振奋自己的士气，并将其视为自己前进的动力，而不是束缚。

如此，我们才会发现，那些外在的浮华都是虚无缥缈的，只有自己的心态才是重要的。健康的心态能够令人们走出自卑，认清事物的本质，以积极的行动来实现自己的目标。

鼓励比埋怨更有效

家庭生活中少不了矛盾、隔阂与不理解，但是，这些很少是因为根本的对立或者利益之争引起的，而是由于对家庭成员期望值过高，然而现实结果又达不到预期的要求，这才导致了负面情绪的产生。

特别是女人，她们在结婚以前往往会对婚后的生活以及夫妻之间感情抱有极高的期望，希望丈夫或者温文尔雅，或者博学多才，或者能够出人头地。但是，一旦她们当步入婚姻的殿堂，在锅碗瓢盆、柴米油盐的生活中，女人就会发现现实生活和想象中的婚姻生活之间有着巨大的差距，因此抱怨、指责、失望也就随之而来。

于是我们就能发现一些生活中常见的情形：有些女人对丈夫严格要求，甚至于埋怨丈夫无能，大有恨铁不成钢的意思。在这种“妻管严”的压力中，她们的丈夫往往就成不了钢，甚至成不了一块好铁。

同时，一些对自己的丈夫无所求的女人却能得到意想不到的收获：由于她们对丈夫的满意，他们果然就变得越来越奋发上进了。

金女士的丈夫在一家大公司当主管，她一直希望丈夫能够出人头地。当自己的丈夫当上部门经理后，又要他努力当总经理，后来还要他努力当上公司的副总裁。一切都似乎在努力中慢慢实现着，丈夫在公司权力的台阶上一步步上升，金女士的虚荣心因此得到了满足。

然而这时，金女士又开始担心丈夫有了权和钱后会不听自己的话，于是推行“男人管世界，女人管男人”的理念，要他只爱自己，钱也要全部交给自己，回家后要马上奔赴厨房做饭。金女士还常常在他身上寻找着别的女人的头发，要他保证只爱自己一个人，不许与公司里别的女人同车同宴。

现在，丈夫完全变成了她的工具，一切都是为了满足自己的需要。但是，她还是有一些不安，因为进来他们之间争吵不断。所以，金女士很怕丈夫变心。

在这个实例中，我们看到正是女人对丈夫的过高期望，引发了家庭关系的不和睦，使争吵与猜忌变成了家常便饭，最终使得夫妻双方对家庭、对家庭都产生了失望与不满的情绪。

其实，女人对于婚姻的失望，大多源于婚前对丈夫的过高期

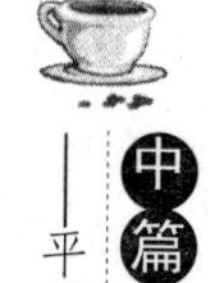

望。女人在深处情网之时，对男人的一切缺点都视而不见，这时的女人是最没有理智的。但是结婚后，女人才发现眼前这个将和自己共度一生的丈夫没有了往日卿卿我我、海誓山盟，简直就变成了另外一个人。于是，女人的失望、烦躁、悲观便自然会表现出来。

实际上，不是男人在改变，改变的是女人自己。因此，想要家庭生活和谐完美，女人就应当在婚前学会欣赏男人的优点，在婚后学会包容男人的缺点。

假如女人对自己丈夫的期望值过高，总想要丈夫拥有更大的职权、财富与地位，还想用丈夫的成就来抬高自己，那么结果往往会事与愿违，带给自己经常是失望、烦恼以及抱怨的情绪，可能还会损害丈夫的自尊心与自信心，破坏了夫妻感情，影响了家庭的和谐。与其如此，女人还不如冷静思考，重新调整一下对丈夫的期望值，使之回到符合实际情况的水平上来。

男人要有自信，既需要自我努力与调整，也需要女人的夸奖。女人的满足与夸奖会让自己的丈夫精神振奋，努力进取。因此，聪明的女人不会无休止地去提醒和监督老公，而是去不断激励丈夫，理解丈夫，欣赏丈夫的成就。只有这样，夫妻二人才能在自己的婚姻生活中奏起和谐的乐章，才能体验到真正的幸福与快乐。

一般来说，妻子对丈夫的高标准严要求是可以理解的，然而问题在于往往是将标准定得太高，结果就使丈夫产生了消极对抗的情绪，叫人奈何不得。

人们都有比较心理，这是人之常情，有了比较，人们才会有赶超的目标与动力。然而，这种“比较”有时候也容易导致负面的影响。由于差异，女人经常会用丈夫的弱项与他人的强项相比，结果是越比较越失望，心理也就失去了平衡，不免滋生了“老公还是别人的好”的念头。

实际上，丈夫的弱项或许是别人的强项，只是由于女人不了解别人的弱项，以为他人事事皆强，同时又忽视了丈夫的诸多强项，这样就把丈夫稀里糊涂地比下去了。有的女人总是幻想自己的丈夫在体魄与能力上是为自己遮风挡雨的卫士，在学识与见识上是无所不知的博士，在体贴和关怀上是温柔耐心的护士。这就是说，女人要求老公既阳刚，又要阴柔，既上得厅堂，又下得厨房，既能在外呼风唤雨，回到家后又能听妻子的指挥。一些女人虽然知道这种对老公的高标准差不多相当于奢望，但依旧执迷于幻想中。

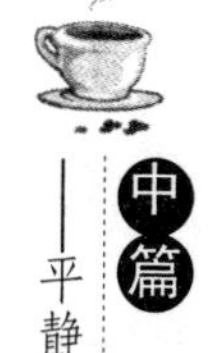

但是，她们没有意识到在这种奢望中隐藏着的危险：如果男人变得无所不能时，那么女人的重要性或许也就被削弱了，她们的优势可能就不再存在了。

想要保持心理平衡，想要让家庭生活变得和谐顺畅，女人就不要对丈夫期望过高。期望过高不仅很容易使丈夫丧失进取的热情，也容易破坏自己的心情。即使有所期望，也不要把目标定得过高，更不要用逼迫之法强行促使丈夫就范，这样做的结果定然会适得其反。善于将期望变成丈夫自觉的行动，这才是聪明女人的高招，才是大手笔。

其实，幸福不在于金钱的多少，也不在于职位的高低。幸福只是一种感觉，只要夫妻二人感觉到幸福，那么幸福就在他们的心里了。夫妻两人生活在一起，一定要建立密切的关系，通过言语和表情交流信息，使双方了解彼此的意见、感觉与意向，这样便能亲密相处、共同生活，共同建造幸福的爱巢。

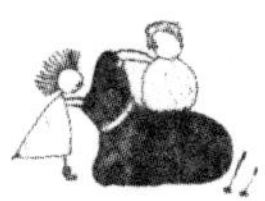

不要让唠叨破坏家庭的和谐

很多女性都是以感性的心态来看待外物的，而唠叨就是她们普遍存在着的不遵从理性的个性特质的一种表现。然而，男人们是难以承受女人的唠叨的，因为他们既不是了解人性的心理学家，也不是能够忍受所有事情的修行之人。所以，经常会看到由于唠叨，使原本很美满的情感破裂了。

但是，许多喜欢唠叨的女人并未真正意识到不停地唠叨可能对自己周围的人造成的伤害：女人的唠叨不仅会使得丈夫产生极大反感，而且还很容易使家里的孩子成为软弱无能、没有个性的人。

在现实生活中，有些女性在结婚以后会对爱情的态度产生一些变化，她们可能会不自觉地表现出想要制服丈夫的心理，而不是尊重自己的丈夫。有些年轻的夫妻在甜蜜的同时，也是避免不了许多争吵，重点就在于“谁说了算”，两个人都不肯迁就对方，由此才引发出了一系列问题与矛盾。

有一对夫妇结婚虽然还不到一年，却经常为一些小事吵得不可开交。虽然他们都是受过高等教育的知识分子，平日工作的时候温文尔雅，但是在家里争吵起来却变成了另一副面孔。这是什么原因呢？原来根源就是为了争夺家庭中的“领导权”。

丈夫自由自在习惯了，因此在家里就随手乱放东西，不太注意小节。而妻子就不能容忍，非要改造他。丈夫刚回到家，妻子就盯着他，不是嫌他没洗干净碗，就是嫌他乱扔袜子，慢慢地就变得越来越爱唠叨。

丈夫原本觉得家就是放松的地方，结果搞得比在公司里还紧张，于是也就越来越不爱回家，而妻子的埋怨也就越来越多，最终形成了恶性循环。

这就是唠叨破坏家庭和谐的典型案例。其实，只要是妻子多一些关心，多一些尊重，也就不会造成如此严重的后果。

总有一些女人似乎永远没有顺心的事，没有顺心的时候。不管何时何地，只要与她们在一起，人们都会听到她们在喋喋不休地抱怨他人。那些令人愉悦的事没有被她们记住，令人烦恼的事却总被她们挂在嘴边，这样不仅将自己搞得烦恼不断，也把他人弄得心情不悦。

特别是已经上了年纪的女人，青春年华的流逝让她们感到的是伤感与无奈，同时，生活工作中的力不从心也让她们变得愈加焦躁。但是，她们自身的苦恼又得不到家人和亲朋的理解。在这种情况下，她们只好以不断地重复自己观点的方式来吸引人们的注意，直至这种方式变为了一种习惯。

对于整个家庭来说，女人的唠叨简直就是一场噩梦。试想当工作了一天、疲惫不堪的丈夫刚刚回到家里，就要陷入无休止的抱怨

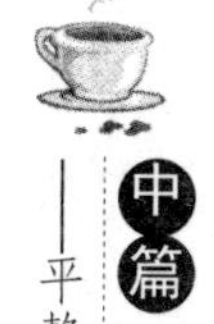

之中，这时他最想做的或许就是冲出家门找到清净的地方待着。而年轻、活泼的子女更是难以忍受母亲的唠叨，很有可能做出令母亲更加伤心的事情出来。

所以说，聪明的女人选择的不是唠叨，而是一个美满温馨的家庭。假如女人想要保持可爱的、正面的形象，不是去挑选化妆品，也不是购买昂贵的金银首饰，重要的是要管住自己的嘴巴。天底下没有哪个男人会喜欢唠叨不休的女人，也没有哪个孩子会尊重唠叨母亲的意见。即便是唠叨女人自己一般也不会喜欢另一个总是唠叨的女人，因为她们只想要自己发言，而根本不想当一个听众。

其实早在古代，先哲们就已经认识到女人的唠叨对男人造成的身心方面的伤害。而现代心理学家认为，妻子在家庭婚姻中的主要作用是用来维护婚姻中的秩序与气氛。事实上，妻子原本做了很多家务活，但是这些功劳都被几句唠叨给抵消了，结果使得丈夫不但不感激反而是非常反感。聪明女人的选择是做而不说或两人一起做，还可以不要管他，让他自己去做。

女人爱唠叨虽然是一种天性，有其生理与心理上的基础，然而也并不尽然，因为总有一部分女人都能保持安静的性格。那么，那些爱唠叨的女性应该怎么样改善自己这种状态呢？

首先，她们要有意识地控制自己的语速以及说话的总量，尽量不要重复述说同一件事，一件事最多只说一次。其次，假如实在有唠叨的冲动，她们可以把要唠叨的内容写出来而不要说出来。另外，女人们应该不断修炼自己的心灵世界，自由地发展并完善自己的人格，避免将自己的注意力过度集中于丈夫身上。这样坚持一段时间之后，心态就一定会有所改变，也许还会惊异地发觉自己变得温柔安静了，孩子与丈夫也会越来越爱自己了。

总而言之，很多事情都不能太苛求完美，家庭生活需要的是情趣，这样夫妇两个就都不会觉得累了。

幸福其实很简单

生活中，很多人都想要知道自己的幸福在哪里，什么才是自己真正的幸福呢？为此，他们在苦苦探索中苦恼不堪。

那么，幸福到底是什么呢？有的人可能穷其一生都在追求所谓的幸福，拼命地去赚钱，去买车，去买房，然而到头来还是找不到属于自己的快乐，相反身心却疲惫不堪；有的人从不刻意去追求外在的财富与权势，懂得知足常乐，遇事总去想着快乐的一面，因此他们生活常常是充满阳光与温暖。

实际上，幸福就在我们身边，不要人们刻意去寻找，从那些简单的点滴生活中就能发现自己的幸福。

在一个小镇上住着一对贫困夫妻。男人在市场里做些小买卖，女人则是身有残疾，腿有风湿性关节病，行走不便。他们一家生活在一间破旧的屋子里，生活非常艰辛、寒酸。附近的人们经常能看到那位女人坐在门口的小板凳上，夏天乘风凉，冬天晒太阳。

然而，别人从她脸上看不到一点忧伤。女人总是表现出一副悠

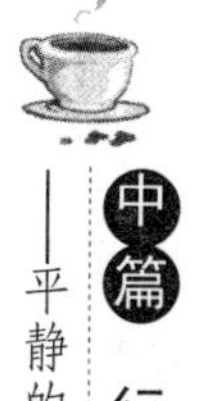

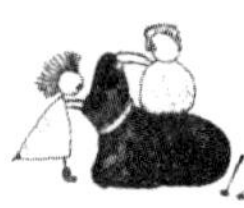

然自得、幸福祥和的样子，以满脸的笑容面对着路上来来往往的人群。有时，旁人看她其乐无穷的样子，会主动走上前去与她答答话，坐下来闲聊片刻，然后带着微笑以及无限的感慨离开。

雷诺兹说：简单使生活更完美。事实确实如此，幸福根本并不取决于自己拥有的多少，不需要富可敌国的、炙手可热的权势，只需要简简单单的生活，简单就能让我们的幸福如约而至。从上面这位女人的身上，人们不禁会悟出这样一个生活的真谛——幸福原来是如此简单。

但在现实生活中，总有人羡慕他人住着宽敞的别墅，开着宝马轿车，认为那才是真正的幸福。殊不知，其实他们有着更多的烦恼与痛苦。

其实，幸福就是一种感受，一种心境，爱与被爱都是幸福的，思念与感动同样也是幸福的。只要我们愿意，只要我们有心，生活中许多简简单单的幸福都会陪伴在自己的左右，我们能够尽情地享受简简单单的幸福。

追求简单的生活就是一种“不多求”和“刚刚好”的生活方式。唯有不苛求，人们在生活中才能发现被遗漏的趣味，才能挤出更多的时间与空间来放飞自己的心灵。

幸福原本就是简单的，一个乞丐和一个富翁可以选择过简单的生活，一个隐士和一个明星同样可以简化生活，充分享受人生的乐趣，关键是得看人们的选择以及内心的感受。

在这个物欲横流、繁忙浮躁的时代，简单就是一种立足社会、为人处世的妙招，是一种心灵的纯洁与净化，也是一种人性的淡定与包容。换言之，简单就是在喧嚣的世俗社会里增加的一份宁静。

追求简单，并不是要我们放弃追求，放弃奋斗，而是说要抓住生活、工作中的本质与重心，以一种超然的方式祛除世俗浮华中繁琐的身心负担。

冯玉祥是民国时期著名的爱国将领，他的生活非常简单，素有“布衣将军”之称。

20世纪30年代，蒋介石派孙科前来拜访冯玉祥。冯玉祥便以惯常的家常饭招待，吃的是馒头、小米粥，另外还有四样小菜。

孙科吃得非常香，他说：“我在南京吃的是山珍海味，却没有冯先生的饭菜香甜。真怪！”

山珍海味没有让孙科获得满足感，但粗茶淡饭却可以让他吃得津津有味。由此可见，崇尚简单的生活才能够让人们品出生活的真味，获得真正的幸福感。

然而，这种“简单的生活”对于很多人来说，还是一个很不实际的要求，人们追寻的不是一种简简单单的生活。相反的，大多数的人不断地在追求丰富的物质财富以及奢侈糜烂的生活。于是，我们看到多少人穿梭于酒局、饭局，逢迎拍马，阿谀谄媚，为的就是追求更大的利益。原本应该享受生命、享受生活的时间就这样被繁重的脚步踏得没有踪影。多少人将友谊当成了一种工具，为了“座中客常满，杯中酒不空”，使纯洁的友谊变得低俗不堪。

正因为这些，人们才会不时地产生冷漠、空虚、烦躁、焦虑的情绪，烦躁的心情就像是一架不平衡的天平，总是左右摇摆不定。我们不断给自己增加心灵的砝码，在天平的另一端则是我们的现实

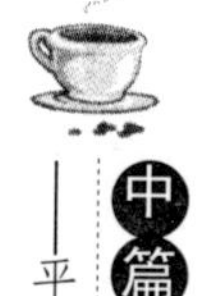

生活，砝码加得越多，天平就越是倾斜，因此我们愈加对现实生活感到不满。

拼命地将生活复杂化，其实是一种贪婪。贪婪的人是会受到惩罚的，不要等到那时才忏悔，因为时光不存在回头的可能。现在，我们之所以会被激情、欲望、焦虑以及躁动包围着，那正是由于我们都被“鸡肋”一般的生活所困，因而在“确定”与“不确定”的心理结构中来回徘徊。

如果我们静下心来，放慢自己前行的步伐，就会发现幸福其实很简单，就是充满爱、平坦而又充实的生活。作为一个普通人，简简单单地生活，做好自己的工作，每天准时上班，准时下班，通过自己的努力，去获得别人的赞同与理解，这样也能从简单和平凡中体会到真正的幸福。

我们不要去为自己编织生活的罗网，不要去掀开命运的掌心观看它的掌纹。简简单单地去生活，坚守自己的职责就已然够了。

幸福原本就是如此简单。不管生活带给我们的是笑脸，还是苦酒，只要我们永远保持一种平常的生活态度，用心去感受自己所拥有的一切，做个平凡的快乐之人，这样我们就能永享真正的幸福。

下篇　释怀篇

——摆脱困惑纠缠，享受自在人生

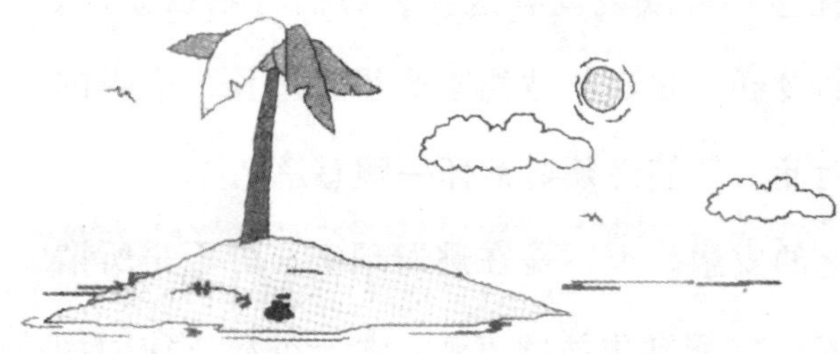

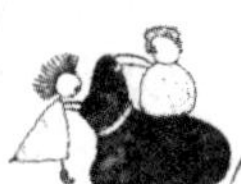

第一章 用感恩卸掉人生的枷锁

在人生的路上，有阴，必有晴；有喜，也必有悲。任何人都会经历那些颠簸起伏的心路历程。当负载于身上的枷锁过于沉重，当人生处在纠结与压抑之中的时候，我们何不用感恩之心来化解自身的心灵桎梏呢？

心怀感恩之心的人，才能够赢得他人的关爱，才能感悟到生活的美好，更能够体悟到心灵的轻松与纯洁。

人生需常怀感恩之心

一个人活在世上，不但要接受上天的庇佑、大地的承载、自然界的给养，还要接受父母的养育以及其他人的教导、关爱与帮助，才得以长大成人，立足社会。可以说没有这些，我们将难以立足，不会得到全面的、良好的发展，知识与技能不会得到增长，个人的价值也不会得到体现。因此，我们必须要常怀一颗感恩之心。

感恩不是一种心理上的安慰，也不是在逃避现实，更不是所谓的阿Q精神胜利法。它是一种演绎生活的方式，是一种对生命的理解与珍惜。

17世纪20年代，一些为了逃避宗教迫害的清教徒为了获得宗教自由，便乘坐“五月花”号船来到了北美新大陆。他们在海上颠簸折腾了两个月之后，历经艰辛终于在酷寒的11月份，在现在的美国马萨诸塞州的普里茅斯成功登陆了。

在登陆后的第一个冬天，半数以上的移民都因为饥饿和传染病死掉了。而且幸存下来的人们生活仍旧面临着死亡的威胁。在第一个春季开始的时候，他们开始播种。为了生存，整个夏天，他们都在祈祷着上帝能够保佑这些人，并热切地盼望着丰收的到来，因为他们深知秋天的收获决定了他们的生死存亡。

后来，庄稼获得了大丰收，人们都十分感激上帝的恩典，因此决定要选一个日子来永远纪念，感恩节便由此而产生了。

可以说正是秋天的丰收才让人们熬过了最艰难的时期，因此才会对上天，对食物充满了感恩之情。这种情感让人记住了生活的艰辛以及幸福的来之不易。

感恩是让人们懂得珍惜自己生命、健康、财富，这些都是我们值得珍视的。只有拥有感恩之情，社会才会和谐发展，人才能发现自身价值的所在。

在一个人烟稀少的镇上，教堂就矗立在中央。有一天，一个少了一条腿的退伍军人拄着拐杖、吃力地走过镇上的马路，走向教堂。路边的人们看到他，不禁嘲讽地说道：“可怜的人啊，难道他想去教堂祈求上帝再给他一条腿吗？”

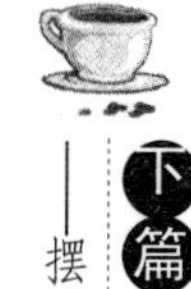

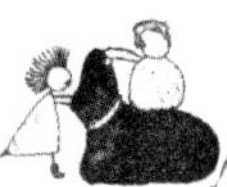

这句话正好被退伍军人听到了，他转过身对那些人说："我不是想祈求上帝再给我一条腿，我是去感谢上帝，感谢他让我在没有一条腿的情况下，也知道该怎么样来生活。"

生活虽然是现实的，但是那个残疾军人却并没有绝望，那是因为他还有感恩之心，还知道自己并没有失去所有的东西。

不要总是抱怨自己的不幸，实际上，幸与不幸只是以不同的方式存在于我们之间，关键在于人们以一个什么样的心态来面对。而且抱怨也解决不了任何问题。做一个不抱怨的人，做一个知道感恩的人，做一个知恩图报的人，这样我们就能直面未来，直面人生的悲喜得失。

其实，我们每天承受来自他们的恩泽何其多，但是又有几人知恩、感恩呢？有些人过惯了无忧无虑的日子，往往会忽略他人的努力与付出，认为所有的一切都是理所当然的，因而忘记了感恩。

殊不知，这个世界上还有很多事物是有恩于我们的。养育自己的父母，支持自己勇敢前行的朋友，指导我们提升技能的同事，让自身的世界变得丰富多彩的陌生人等，这些人都在不断向我们施以恩泽，他们让我们生活得更加方便、顺畅、幸福、满足。试问，面对这些人，我们能不感恩吗？

在艾米丽、艾玛和皮特年纪还小的时候，一旦他们要向他人致谢，就要口述感谢词句，然后由他们的妈妈做笔记。然而，当这三个孩子长大一些的时候，他们就有能力亲自写谢柬了，但往往是在妈妈的催促之下才肯动笔。

有一年，妈妈在圣诞节过后催促了好几天，但三个孩子竟然还是毫无反应。因此，她非常气愤，便宣布：“在谢柬写好投寄之前，谁也不准玩新玩具或者穿新衣。”但是，三个孩子仍旧我行我素的，甚至出言抱怨。

妈妈无奈，只好哄骗孩子们说去买圣诞礼物。艾玛很奇怪，因为圣诞节已经过去了。妈妈解释道她要让三个孩子知道别人为了送你们礼物，要花多少时间。

于是，皮特记下了他们离家的时间。来到城里后，皮特记下了抵达的时间。三个孩子随妈妈走进一家商店，帮助她购买礼物送给她的姊妹。然后，买完礼物之后，他们回家了。

到家后，皮特又记下了到家的时间。接着，妈妈便让孩子们包礼物。终于，在最后一个蝶形结系好后，妈妈问皮特总共花费了多少时间？他说：“到城里用了28分钟，买礼物花了15分钟，回家用了38分钟。”

“那包这几个盒子用了多少时间？”艾米丽问。

皮特说：“你们俩都是三分钟包一个。”

妈妈接着询问把礼物拿去邮寄，要花多少时间？皮特经过计算，答道：“一来一去用了50分钟左右，再加上在邮局排队的时间，大概需要70分钟。”

妈妈说：“那么，送别人一件礼物总共花了多少时间？”皮特总结道：“总共是2小时34分钟。”

最后，妈妈在每个孩子的旁放了一页纸，一个信封和一支笔，说道：“那么现在请写谢柬。写明礼物是什么，说已经拿来用了，

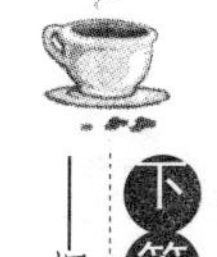

用得很愉快。"

在这个故事中，妈妈以实际行动让孩子们体验了礼物的分量，让他们意识到了感恩的重要。

实际上，感恩还是一种传统美德。从"滴水之恩，涌泉相报"，到"衔环结草，以谢恩泽"，再到"乌鸦反哺，羔羊跪乳"，感恩都有着深厚的文化传统，也在滋养着一代代人不断求学进取，扶助他人，仁慈济世。

总之，人们若常怀感恩之心，彼此之间就多一些融洽，少一些隔膜；多一些团结，少一些摩擦；多一些理解，少一些埋怨。

感恩之心让人们获得关爱

有人说生活就像是一面镜子，如果你表现出积极向上的情绪，它也会变得高兴，变得愉悦；如果你想要发泄自己那消极的情绪，它也会表现得沮丧、悲观。因此说人们保持健康的心态，具有一颗感恩之心，无论对自己，还是对他人都是非常有益处的。

一日，老汪和小孙开车到外地出差。当他们经过一段崎岖坎坷的沙石路时，车子后轮的一只轮胎爆了，车上还有一只备用轮胎。然而，他们恰巧忘记带千斤顶。

当时，在车子爆胎的不远处有两间房子。老王指着前面的房子，让小孙去那里借把千斤顶来。小孙愣了一下，问老王："你怎么知道那儿会有千斤顶？"老王说："你要想着那儿有。"小孙说："那要是没有呢？"老王说："没有你也要想着那儿有。"小孙说："要是那儿有，但他不借呢？"老王说："你要想着他会借。"小孙说："要是他有，他非但不借，反而连门也不开呢？"老王说："你要想着他会开门。"

老王教给小孙许多话，小孙就将信将疑地去了。他很快走到房子前敲门，开门的是一个中年人。小孙说："又有事需要你帮忙了。"中年人一看这个陌生的年轻人，说道："我不认识你啊，而且我也没帮过你，你怎么说又有事需要我帮忙呢？"小孙说："你家就在路边，虽然你没帮过我，但你肯定帮过不少其他人。因此，我来向您寻求帮助，对你来说，就又有事需要你帮忙了。"

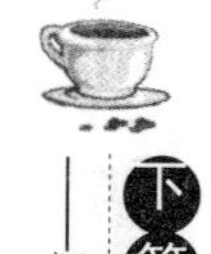

小孙的话语中包含了不少感激之意，因此使得中年人觉得自己没有不帮忙的道理。当时，那个中年人正准备去办一件自己的事情，但当他听了小孙的话后，便决定先放下自己要办的事，说道："说吧，你有什么事情需要我帮忙的？"小孙这才说："我们的车子有一只轮胎爆了，我想以前一定会有人向你借过千斤顶换轮胎，我也想借用一下。"

其实，这个中年人不是搞汽车修理，也没有千斤顶。可他听完之后，便带着小孙走了好远的路，到他的一个朋友那里借来了千斤顶。小孙对这个中年人感激万分。

小孙借来千斤顶后，高兴地对老王说："一切都像你说的那样，你是怎样想到的？你怎么会这么神啊？"老王说："很简单，无论他

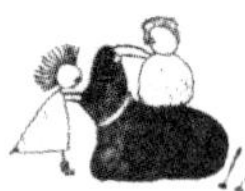

有还是没有，也无论我们能不能向他借到，他就是我们的希望，而对于希望，我们首先不是索要，而是要心存感激，感激他给我们带来了希望。而承受了你的感激的人，最终是会给你带来希望的。”小孙至此才恍然大悟。

由此可见，想要把事情办得顺利，不单单需要智慧、耐力与坚持，有时候一种感恩的态度就能轻松解决。

对自己的生活心存感激，对他人为自己所作的一切心存感恩，能够让人产生愉快的心情，从而获得他人的好感和关爱，甚至于强有力的支持，从而避免陷入不必要的麻烦之中。

良好的人际关系就是通过彼此的相互付出得以实现的。你如何对待别人，别人就会以相同的方式对待你：你对他友善，他对你也友善；你对他不友好，他也不可能友好地对待你；你对他心怀感激，他也会将感恩的情怀施加到你的身上。

所以说，感恩既是人生中的一种大智慧，也是一种人生处世的大哲学。

19世纪某家贸易公司的财务出现了困难，导致公司的业务代表们变得逐渐消极、沮丧。为了尽快解决问题，公司的业务主管便召集了业务代表，要他们说明存在的问题。

在会议上，公司的业务代表还没有结束发言，业务主管便挥手要他们别再说下去，然后解释道：“停止开会15分钟，让我擦一擦鞋子，请你们仍然坐在座位上。”

为公司员工擦鞋的男孩很快就过来了。这时，主管就自顾自地与这位男孩聊起天来。当他结束和男孩的谈话之后，便给了男孩1角硬币，之后宣布这位男孩要向在场的所有人演讲。

小男孩有些惊异，也有些羞怯，但是主管的鼓励下，还是和所有人聊起了自己的工作。

业务主管问小男孩：“你几岁？”男孩清脆地回答道：“11岁。”“你在这个公司擦鞋有多长时间了？”男孩回答：“半年。”“很好！你擦一次鞋能赚多少钱？”男孩感激地说道：“擦一次5分钱，但有的时候会得到一些小费，就像您给我的一样。”“在你之前是谁在这里擦鞋？”男孩答道：“是一个15岁的男孩，后来他觉得擦鞋无法维持生活便离开了。”“你擦一次鞋赚5分钱，有办法维持生活吗？”“可以的，先生。我每个星期五给我母亲10元，再存5元到银行，再留下2元作为零用钱。有的时候我赚得更多，我把这些多赚的钱，另外存起来准备买一本书，但我的母亲并不知道这件事。”

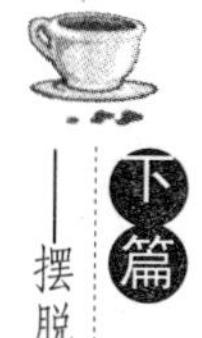

业务主管最后说：“谢谢你，你的演讲很精彩。”接着，这位业务主管向在场的所有业务代表们说道：“这位男孩现在做的工作，过去是由一位比他大4岁的男孩所做的，他们的工作内容一样，索取的费用一样，服务的对象也一样……先前那位男孩放弃了这份工作，是因为他无法依靠他所得的钱维持生活。但是，这位男孩不但为他自己和他的梦想赚到了钱，同时还能赞助他的家人，虽然他与先前那位男孩做的是一样的工作，然而他却是以一种不同的心态做着这份工作……他具有感恩的心态。当他为别人擦鞋时，脸上总是带着微笑，因此大家都十分喜欢他，都愿意照顾他的生意，而且每次擦完鞋后，有的人还会给他小费。然而，原先那位男孩比较冷

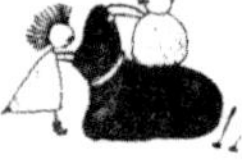

漠，心态不稳定，而且当顾客给他5分钱时，也不会说声谢谢。所以，他的顾客不会再给他小费，也不会再找他来擦鞋，他当然也就无法赖以维生。这两者的不同就来自于是否拥有一颗感恩的心，当你对别人怀有一颗感恩之心后，别人就会将关爱与照顾施加到你的身上。”

通过这个故事，我们会发现感恩的巨大魅力，小男孩就是靠着这种心态帮助了自己，也帮助了家人。

在现实生活中，却有些人总是在埋怨别人没有人情味，他们是否能先检讨一下自己有没有人情味呢？在别人给予关心与帮助的时候，他们是在以感恩的心去接受，还是觉得理所当然呢？

其实，世界上没有理所当然的给予，也没有理所当然的接受。当他人给予自己物质上或者精神上的资助时，也在希望能从你这里得到同等程度的回馈。如若我们能在他人帮助自己之后，投桃报李，那么他人自然也就“礼尚往来”，从而愿意加倍关心你、照顾你。

总之，无论是在生活中，还是在工作上，用一颗感恩的心来包容他人、帮助他人，我们才能赢得友谊，获得关爱，从而生活在一个淡定、平和的心灵世界。

不要忘了说声“谢谢”

美国当代著名文化人类学家、民族学家、诗人班尼迪克特曾说过：受人恩惠，不是美德，报恩才是。当其积极投入感恩的工作时，美德就产生了。

现在社会节奏的加快，令很多人都忘记了感谢他人。“谢谢”虽然只是一句最普通、最朴实、最平凡的话，但却是一句能转化为最温暖人心的话语。

无论我们走到哪里，假如能够对每一个安慰过、帮助过自己的人说一声“谢谢!”，他们定然会从心底里感到安慰。反过来说，如若他们的这种工作被人漠视，或者被认为是理所当然的话，他们就会感觉非常不舒畅。

在我们的周围，永远有需要我们感恩的事物。“谢谢”有多少，爱就有多少；爱有多少，那么“谢谢”就有多少。如果不去学会感谢他人，那么自己自然也得不到感谢。

两个人一同去见上帝，想要向上帝询问怎么才能到达天堂？上帝见两人饥饿难忍，就先给他们每个人一份食物。一人接过食物非常感激，连声说道：“谢谢！谢谢！”而另一人接过食物后却无动于衷，好像就该给他似的。然后，上帝只让那个说“谢谢”的人进了

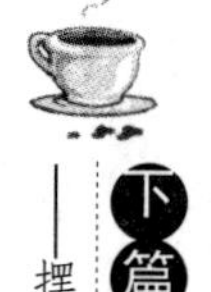

天堂，另一个人则被拒之门外。

被拒之门外的人不服气地说："我不就是忘了说声'谢谢'吗?"

上帝说："不是忘了，如果一个人没有感恩的心，那么他就说不出谢谢的话；不知感恩的人，就不知爱别人，也不会得到别人的爱……因为天堂的路是用感恩的心铺成的，天堂的门，只有用感恩的心才能打开，而下地狱则是不用的。"

天堂需要"谢谢"，而人间更需要"谢谢"。在生活中，一句简单的"谢谢"看上去简单至极，然而它却能让人感受到内心的温暖，拉近人们之间的距离，增进彼此的感情。

在每个人的人生历程中，永远离不开"谢谢"。不懂得"谢谢"的人，就不懂得人生，不懂得生活，就不懂得关爱。不仅贫者需要"谢谢"，富人也需要"谢谢"；陌生人需要"谢谢"，朋友间也需要"谢谢"；困境中需要"谢谢"，幸福中也需要"谢谢"。

有个老太太十分长寿，活到了104岁时身体仍然还很硬朗。当有人询问她长寿的秘诀时，老太太回答说：一是要幽默，二是要学会感谢。

老太太说，自己从25岁结婚起，每天说的最多的两个字便是"谢谢"。她不仅感谢自己的丈夫、父母、儿女，更感谢邻居以及大自然给予她的种种关怀与体贴。同时，她也感谢每一个祥和、温暖、快乐的日子。

每当别人对她说一句亲切的话语，每为她做一件平凡的小事，每送给她一张问候的笑脸时，她都不忘说声“谢谢”。80 年过去了，“谢谢”二字使得老太太的生活快乐长久，幸福变得长久，生命也变得长久。

可以说正是因为有了感恩之心，老太太才会拥有一个淡定、和谐的人生。因此说，一旦受到他人帮助与恩惠，我们一定要说声“谢谢”。

“谢谢”是架起沟通的桥梁，是对他人付出的尊重，是抚平孤寂与冷漠的良药，是打破僵局的钥匙，更是缓解人际关系的润滑剂。

所以，不管是同事，亲人，朋友，还是陌生的路人，对于他们微小的帮助、善意的赞美、真诚的鼓励，我们都不要忘了说声“谢谢”。一句简单“谢谢”是发自人们内心的真实愿望的表现，同时被感谢者也会感到温暖与感动。

有个青年作家一直是郁郁不得志，因此他的心情十分沮丧。一次，当他单独漫步于临河的路边时，他觉得自己活得实在没有什么人生价值，写的书都没有受到市场的青睐以及读者的喜欢，生活是如此的无趣。面对滚滚的河水，他在极度抑郁的心情下有着想要跳下去的冲动。

忽然，一个年轻的声音在他的身后响起：“请问你是××作家吗?”

他回头一看，原来是一位年轻的女子。只见那名女子以充满喜悦的语气说：“对不起，打扰你了，我只是想要告诉你，你写的文

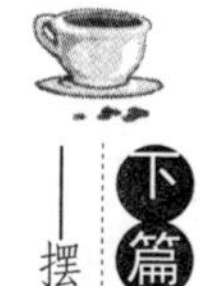

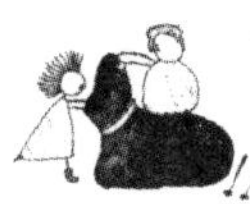

章给了我很大的鼓励，让我的人生充满了意义，因此很冒昧地过来谢谢你。”

作家听完，双眼饱含泪水激动地说：“不，不，应该是我谢谢你才对。”

在上面这个故事中，仅仅一句感谢的话就让作家重新意识到了自己存在的价值，也挽救了他那颗绝望而沮丧的心灵。

在我们生活中，没有一个人会嫌感谢太多。一句简单的“感谢”不用花费我们一分钱，却能给我们带来巨大的精神财富，它使人如沐春风，人生也可能得以改写。

在这个世界里，假如没有阳光，就没有温暖的感觉；没有春天，就没有万物的生长；没有花草，就没有大地的芳香；没有河流，就没有生命的滋润；没有周围的人，也就没有亲情、友情和爱情，这个世界就会变得枯燥无味，毫无生趣。因此，在我们得到他人的帮助与关怀之时，一定要心怀感激，真诚并及时地说出“谢谢”来。

身边的每一个人都值得感谢

在现实生活中，很多人把别人为自己所做的每一件事情当成了一种理所当然的习惯，在尽情地享受着这一切的同时，唯独忘记了感谢这些人。他们总会觉得：既然是当然的，又何必感谢呢？

实际上，生活在我们身边的每一个人都值得感激。假如我们不懂得感激正在享受的与已经拥有的，那么我们不仅将会很难获得更多的关心与爱护，而且还有可能失去它们，最终就会失掉生活的真正乐趣。

因此，请用一颗诚挚的心去感谢我们身边的每一个人吧，如此方能见到世界上最纯真、最友善、最美好的景致。

在一个普通的家庭里，一家人每天都会坐在餐桌旁等着妈妈做好饭，然后一起享用这精美的早餐。然而今天，忙碌了很长时间的妈妈却把一大捆稻草丢到了桌上，家里人都吓了一跳，不知道发生了什么事。

只听见妈妈在一旁生气地说："哼，我做了几十年的饭，你们却从未感谢过我，也没有称赞过食物好吃，那么吃稻草不也是一样吗？"

全家人都觉得妈妈每天辛苦劳作，却始终没有向她表示感谢过，还理所当然地认为这是应该的。此后，每个人都学会了向妈妈表示感谢。

其实，感谢他人原本就是一件很简单的事情，但人们往往会忽略这些。不要等到失去了才懂得珍惜，在我们的一生中，需要感谢的人其实有很多很多，每一个人、每一件事物都值得我们去感谢。

俗话说得好：瓜有藤，树有根，最是难忘父母恩。父母生养了我们，养育了我们，他们茹苦含辛、无怨无悔地将我们培养成人，面对如此大的恩惠，我们要拿什么来报答呢？因此，孟东野云：谁

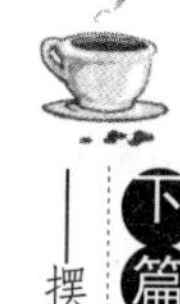

言寸草心，报得三春晖？既然父母的恩情报答不完，我们就更应该常怀感恩之心。

现实社会给我们的选择很多，但唯一不能选择的就是自己的父母，反倒是父母无私而伟大的爱选择了我们，才有了我们的成长与未来。或许父母不能给予我们财富、权势、名誉，或者美貌，然而他们给了我们世界上一样最重要的东西——生命。

因此，不要总是抱怨父母给予的太少，相反，我们要感激自己的父母。他们赐予了我们宝贵的生命，是他们历经千难万苦把我们养大，教导我们如何生活、如何做人，还要替我们牵肠挂肚……面对父母无私的爱，我们又有什么理由不对父母报以感恩之情呢？

在汤姆一家，三个孩子每天都有一门必修课，那就是他们要写感恩信，感谢他们的妈妈。老大在纸上写了八九行字，妹妹写了五六行，小弟弟只写了两三行。而信里面的内容，都是诸如“昨天妈妈做的饭菜很香”、“昨天妈妈给我买了一个很可爱的玩具”之类的简单语句。

原来，这些孩子写给妈妈的感谢信不是专门感谢妈妈给他们帮了多大的忙，而是记录下他们幼小心灵中感觉很幸福的点点滴滴。

现在，孩子们虽然还不知道什么叫大恩大德，只知道对于所有美好的事物都应心存感激。他们感谢母亲勤苦的工作，感谢妈妈对他们的关心与呵护，他们对许多我们觉得是理所当然的事都怀有一颗感恩之心。

所以，我们必须感谢父母，感谢他们让我们出生并见到了这个美丽多彩的世界。虽然我们本身有瑕疵，可能比别人有更多的缺憾，然而我们都是独特的，是其他人无法取代的。当我们拥有的时候，就应该感恩我们的父母。不要等父母不在了，再悔叹子欲养而亲不待，那时就为时已晚了，我们只能抱憾终生。

我们还要感谢我们的朋友、同事，甚至陌生人，远的、近的、曾经的、现在的、将来的，因为我们同样需要他们的支持与理解，可以说是他们造就了我们人生中最亮丽的风景线，是他们的指引与鼓励给予了我们充实的生活以及欢乐的人生。

在我们沮丧、落魄的时候，他人一个鼓励的表情，就可以使我们重新奋发；在我们愁苦的时候，他人一句温馨的话语，就能够令我们重新快乐起来；在我们孤单寂寞的时候，朋友一个简单的问候，就能够使我们获得一丝温暖；当我们失去了前进的方向而迷惘时，他人的一点建议或许就能让我们绝处逢生，重新校正生活的航标。

俗话说滴水之恩，当涌泉相报。在我们实际的生活中，很多人都需要我们去感激，去回报。“感谢阳光，感谢天地；感谢相逢，感谢赐予；感谢今天的拥有，感谢忙碌的上帝；感谢明天的风雨，感谢相濡以沫的你。在感谢中，慢慢学会，珍惜甜蜜。”请让我们用一颗感恩的心，去感谢自己身边的每一个人吧，那样我们才能获得更多美好的回忆与感情，获得心灵的真正自由。

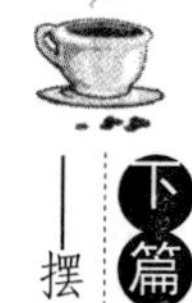

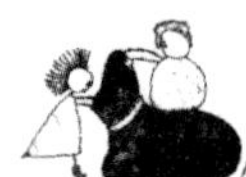

生活因为感恩而更美好

感恩是一种宽和，是一种大度，是一份感情，是一种良知，也是一种健康的心态，更是一种伟大的情操。世界上的所有事物都值得人们感恩，唯有心怀感恩，我们的生活才会变得更加美好，生命才会变得更加有意义，人生也才会变得更加光芒闪烁。

经常心怀感激之人，他们懂得对自己所得到的一切都心存感激之情。他们感谢父母给了自己生命，感谢亲人给予了自己巨大的理解与包容，感谢师长和朋友为自己的成长倾注了全部的心血，感谢自然界的万物使自己的人生变得五彩斑斓。同时，他们也感谢上苍，感谢生活中的所有事物。

某日，一个人推着车正在乡间小路上赶路。当他经过一座木桥时，一不小心连人带车都栽进三四米深的河水中。虽然如此，这位人还是很快就从水里冒了出来，围观的人赶忙将他拉了上来。上岸后，那个人居然毫无一丝悲哀之情，反而哈哈大笑起来。

人们都十分惊奇，以为他吓疯了。于是，有人好奇地问他："你为什么笑呢？"

那个人停住反问："至少我现在还活着，而且连皮毛都没伤着，难道这还不值得发笑吗？"

其实，活着本身就是一种恩赐。对于自己能够平安、健康地在天底下生活，我们更应该心怀感恩。生命需要我们每一个人用心去感受它，用心去珍惜它。

康德说：即使仰望夜色也会有一种感动。这是怎样的一种博大的胸怀，人活在这个世上再没有比活着更值得庆幸的了。一旦人们领悟到这个道理，就会对外界事物充满了感恩与坦然，就会拥有一个健康、快乐的人生。如果不懂得感恩，那么人们的生活便会黯然失色，失去了原来的意义。

其实，无论是对生活，还是对生命，我们都需要心存感恩。一颗感恩的心能够越过冷漠和麻木，不会埋怨他人，不会因困阻而退缩，只会感激父母和朋友的关怀和关心，会更加地惜福知足，会用爱回报这个世界，最终人们就会发现这个世界的美好、生活的丰厚、人间的温暖以及人生价值所在。

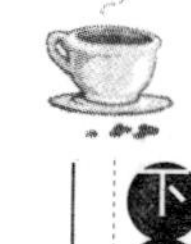

有一次，美国前总统罗斯福家中被盗，小偷偷走了很多东西。罗斯福的一位朋友听说后，马上写了一封信劝慰他，劝他不要太过在意。

很快，罗斯福给朋友写了一封回信：“亲爱的朋友，非常感谢你来信给我安慰，我现在很平安。感谢上帝，因为第一，小偷偷去的是我的东西，而没有伤害我的生命；第二，小偷只偷去了我一部分东西，而不是全部；第三，最值得庆幸的是，做小偷的是他而不是我。”

对大多数人来说，家里被盗绝对是一件令人气恼的事，而罗斯

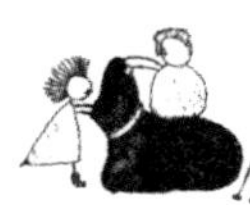

福却没有这样做，他从中找出了感恩的理由，以此来宽慰自己。

英国作家萨克雷曾说过："生活就是一面镜子，你笑，它也笑；你哭，它也哭。"如若人们总是一味地怨天尤人，那么生活带给自己的必然是悲伤和痛苦；如果人们懂得感恩生活，那么生活就将赐予自己无限灿烂的阳光。

学会感恩，这不在于财富的多少，权势的高低，抑或是成就的大小，而在于人们会用一颗什么样的心来看待自己以及自己周围的世界。

有位哲学家说过，世界上最大的悲剧或不幸，就是一个人大言不惭地说，没有人给我任何东西。现实中，我们确实也会发现一些人不停地抱怨他人不能帮助自己，不知道感谢自己，殊不知，人与人之间的感情交流是相互的，如果人们能够以感恩的心态去理解他人，去帮助他们，那么自己也会得到真正的亲情、友情和爱情。

台湾作家林清玄曾经写过一篇叫做《感恩之心》的散文。在文章中，作者把自己比拟为尘土当中的一粒沙，是那么地渺小，那么地微不足道，但是也感激浩瀚的宇宙赋予了自己生命，感激风沙与其为伴，以至于不再孤独，感激自然界的一切让生活充满了快乐。

实际上，这个社会对所有人都是公平的。每个人在出生的那一天，都会收到一件极为贵重的礼物，这就是全世界。这里面包含了人所需要的所有东西，不仅有美好的事物，也有许多肮脏的思想，既有众多难以想象的奇迹，也有许多无能为力下的苦闷。

想要在这个世界上活出一片天地来，不仅需要勇敢、坚毅、机智、执著等积极的心态，还需要人们怀着一颗感恩的心，去面对生活中的坎坷磨难，坦然接受命运给予自己的各种挑战，如此就能够让人们在“山重水复疑无路”时，体会到“柳暗花明又一村”的惊喜。

假如我们能有一颗感恩的心，那么自己对所遇到的一切都抱着感激的态度，这种态度会使自己消除怨气、闷气、郁气，从而得到一个淡定平和的心境。

当清晨起来的时候，我们会感谢窗外的阳光；当吃一块面包时，我们会感恩；当接到朋友的电话之时，我们会对朋友的关系充满感激；当看到一只鸟在树上唱歌之时，我们会感恩；当看到宠物睡在自己的床头，我们也会感恩……

总之，当我们对周围的一切都充满了感恩之时，当我们感激每一缕阳光，每一阵清风，每一朵白云，每一块绿茵，每一朵野花时，它们最终就会带给我们好心情，就会让我们体味到生命的美妙。

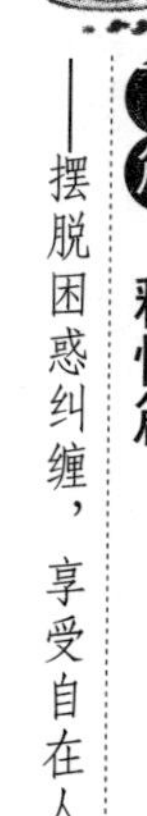

感恩是一堂人人必修的心灵课

生活在这个世界上，想要平平顺顺是不可能的，在收获成功、喜悦的同时，人们还要忍受着因为失败、无奈而带来的消极影响。这个时候，如果我们只是一味地埋怨他人，埋怨社会，只会让自己愈加消沉、萎靡不振。如果对生活满怀感恩，那么我们即使跌倒了，也会重新振作起来，创造出一个精彩的人生。

其实，感恩就是一种良好的心态，一种完善自我的情怀。心怀感恩之情，个人的魅力才能够得到增强，能力才能够得到提升，智慧才能够得到发掘，事业也才能获得持久的原动力和内驱力。

汉文帝刘恒是刘邦众多儿子中较为普通的一个，他的母亲薄姬因为得不到刘邦的宠爱，因而刘恒被封到了远离京城的地方做王。也正由于他无权无势，为人又较为谦恭，没有野心，所以才在诸吕作乱中躲过吕后等人的迫害。诸吕之乱被平乱后，刘恒就被周勃等大臣拥立继承了皇位。

刘恒即位以后，经常提醒自己，感恩上天的垂爱以及大臣的拥戴，因此他一直谨小慎微，生活非常俭朴，虚心纳谏，励精图治，继续推行"休养生息"政策，轻徭薄赋，发展农业生产，所以才成为了西汉前期较有作为的一个皇帝。史学家将他以及后来的汉景帝统治的那一段合称"文景之治"。

可以说正是刘恒始终心存感恩之心，才使他当政期间不敢怠惰，不敢骄傲自满，时刻努力，因此他才会成为一个大有作为的皇帝。

作为一国的君王，常怀感恩之心，能成就一番伟大的帝业；作为一名政府公务员，常怀感恩之心，就会谦虚谨慎，不骄不躁，兢兢业业，努力成为真正的"人民公仆"；作为一名企业家，常怀感恩之心，就会诚信为本，合法经营，用一颗真心回报国家，回报社会；作为一个社会公众人物，常怀感恩之心，就会对事业兢兢业业，不计较个人得失以及名利，热心公益事业；作为一个普通人，常怀感恩之心，就会让家庭邻里关系变得和睦，就会与朋友同事和谐共处，相互支持，相互鼓励。

感恩是一种淡定的生活态度，一种崇高的智慧与品德，是培养道德良知、提高人格魅力和提升成长力量的最好的催化剂。正是因为有了感恩，人们才会执著而无私，博爱而善良，敬业而忠诚，富有强烈的责任感与使命感。他们总是对社会、集体以及他人充满感激，并且将这种感激转化到努力学习、勤奋工作、孝敬父母、奉献社会的实际行动之中。

而那些不懂得感恩的人，是素质不全面的人；一个不知道感恩的集体，是缺乏凝聚力、向心力和战斗力的集体；一个不会感恩的社会，是充满了矛盾、阴谋与斗争的社会。

有这么一位乡村医生，40 年以来，一直坚持在偏僻的乡村为乡亲们行医看病。对于他的这一举动，有的人不解，有的人钦佩万分，还有的人则嗤之以鼻。到底是什么力量支撑着他几十年如一日兢兢业业地工作呢？

原来有一年，他的母亲因为伤寒病去世了。没想到过了几天，他的弟弟也得了这种病。就在全家陷入绝望的时候，一个村又一个村的乡亲们为他们家凑起了 169 元钱。这笔在当时几乎是一个天文数字的救命钱，让他泪流满面。最后，虽然弟弟没能救过来，然而在他心灵的深处，他发誓要成为一个能为父老乡亲们治病的医生！

在上面这个故事中，我们看到了这个乡村医生的强烈的感恩之

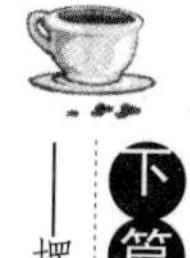

情，造就了他日后备受他人钦敬的事业。

对于感恩，清朝的曾国藩曾经说过："如觉天之待我过厚，我愧对天；君之待我过厚，我愧对君；父母之待我过厚，我愧对父母；兄弟之待我过厚，我愧对兄弟；朋友之待我过厚，我愧对朋友，便觉处处皆善气相逢。"这就是说，对上天、对君王、对父母、对兄弟、对朋友常怀感恩之心，就是"载福之器、人德之门"。相反如果一个人"自觉我无愧无怍，但觉他人待我太薄，天待我太啬，则处处皆有戾气相逢，德以满而损，福以骄而减矣。"

给予别人以掌声，自己周围便会掌声响起；给予别人以机会，成功的机会便会向自己走近；给予别人以关照，这其实就是在关照自己。所以，我们要感恩社会、感恩父母、感恩他人。在感恩中，在不断提升自身的修养和境界的过程中，我们就成为一个让他人尊敬、令亲人自豪、受社会称道的人。

感恩是一种境界，一种态度，更是一种艺术。心怀感恩之心，人们便能跳出狭隘的视界，追求健康的人格，坚定崇高的信仰，注重个性的发展，热爱美好的生活，树立远大的理想。感恩能够使人积极行动，祛除负面的情绪，同时也能够让人自觉培养良好的道德以及高尚的情操，从而最终走向成功。

第二章　用淡定摆脱焦躁与不安

俗话说人生不如意十八九；可与人言者，十之一二而已。我们在生活上，工作中，在为人处世、谈情说爱、拼搏进取的同时，总会觉得有疑惑、沮丧、气闷、恼怒、自卑等负面能量包围侵扰着自己，它们不仅影响了自己的身体健康，更影响了自己与周围所有人的正常沟通交流，更使得自己的生活变得暗淡无光。

拥有淡定，我们才能够摆脱焦躁，摆脱沮丧，摆脱不安，摆脱愤怒，才能够让自己躁动的心灵平静下来。

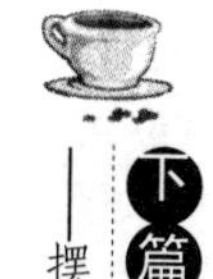

不要陷入“活得累”的陷阱

现在，很多人都会感觉自己“活得累”。其实，之所以会有这种感觉，是因为如今生活节奏的加快以及身心上的过度劳累使得很多人感到无所适从，身心负担越来越重，因而经常感觉“活得累”。

其实，在感觉活得太累的人中，大部分还是心理原因导致的，家庭琐事、工作上的困扰、人际关系的不和谐、内心负面情绪等都有可能让人们疲惫不堪。

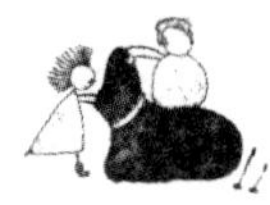

以现代心理学的观点来分析，“活得累”其实就是一种“心病”。但是，这种“心病”是潜在的，在平时是意识不到的，它在短时间内不会威胁人的生命安全，而是要经过一定时间的积累，在达到一定的“量”之后，才会爆发出来，使得人们身心疲劳，再难接受挑战。

那么，人们怎么才能从“活得累”中解脱出来呢？

想要让自己不再活得累，最好的办法就是修身养性。具体说就是当遭遇困难与挫折时，我们不要失去信心与勇气；给自己制定一个合理的目标，脚踏实地地工作，不断充实自己；以开阔的心胸看待事情，不要钻牛角尖，不对一些琐事过于计较；注意锻炼自己的身心，磨炼自己的意志，从而更好地适应这个竞争日益激烈的社会。

另外，人们还可以向他人倾诉内心的忧烦与痛苦，即便是不能得到物质上的帮助，也可以或多或少地缓解一下负面情绪的影响。

但事实上，有些人总是不愿意向别人敞开自己的心扉，往往是“打落牙往肚里吞”，被迫忍受“活得累”的苦恼，这只能使自己的身心健康变得越来越糟糕。

因此，当我们在生活中碰到难题，甚至遭遇了重大的挫折与打击时，何不找自己的亲朋好友倾诉一番，将自己心里的苦闷一吐为快呢？

假如是因为工作特别劳累，超出身体的承受能力，人们就应当多休息，掌控工作的强度，适当地让自己放松一下。因为我们只有让自己的身体健康了，才能有充足的精神和体力去完成高强度的工作。

所以说，每个人都应当学会宣泄自己的压力，放慢生活的步伐，让自己的内心平静下来，抛弃焦虑与暴躁，保持心灵的稳定与和谐，如此自然就活得轻松了。

布鲁斯是一家公司的老板。一天，他在让医生为其诊疗时，医生告诫他要注意多休息，不要总是想着工作。布鲁斯听完立刻暴跳如雷："大夫，您能想象我每天面对的压力有多大，工作有多繁忙吗？没有一个人能替我分担这些工作，我每天下班都会拎着一个沉重的手提包，里面满满一兜都是要马上处理的文件呀！"

医生惊讶地问道："难道你忙到晚上，还要加班工作吗？"

布鲁斯焦躁地回答道："那些都是一些紧急的文件，实在不能耽误。"

医生问："你的助手、秘书呢？难道他们不能帮你分担吗？"

"不行呀！他们根本就做不了这些工作！而且我还必须尽可能更快些处理完，否则公司就会陷入困境中。"

"好吧！我给你一个小小的建议，你能按照我说得做吗？"医生有所决定地说道。

布鲁斯听完医生的话，看着给自己的规定：每天挤出两小时的散步时间；每星期抽出半天的时间到墓地一趟。他不解地问道："在墓地待上半天到底做什么呢？"

医生沉着地问答："我是希望你到处走走，看看那些早已死去的人的墓碑。你仔细想想，他们的一些人曾经也可能像你这样，觉

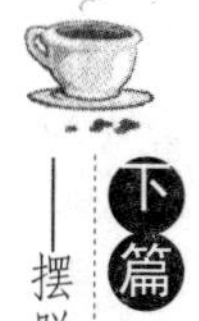

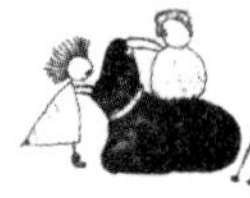

得全世界的事都少不了自己，然而现在他们都已经死去了，有一天你也会成为他们中的一员，然而地球还会像从前一样正常运转。但是，其他人也像你一般继续工作。我希望你能站在墓碑前仔细想一想这些事实。”

医生的这番话使得布鲁斯顿时醒悟过来。此后，他依照医生的指示，调整自己生活的节奏，并将一部分工作交给公司的其他人来做。他明白了急躁和焦虑都不是生命的真谛，因此他的心变得愈加平和坦然，他的生活也变得更加美好。当然，事业也越发辉煌了。

实际上，不只是布鲁斯，很多人都有着和他一样的心态。一旦感觉自己“活得累”，其他各种负面的、消极心态就会不请自来。这个时候要学会给心灵适当减压，放松一下自己，做一个轻松的人。

如想要消除身心疲惫的状态，可以尝试以下几种方法：

1. 开怀大笑。笑能缓解我们的心理压力，消除疲劳感，并发泄掉那些不良情绪。

2. 尽量不要高谈阔论。谈论会升高血压，而沉默有益于降压。有时，聆听别人说话也是一种享受。

3. 将自己的生活节奏放慢。

4. 一旦出现各种复杂问题，请保持沉着与冷静，这样做能够消除紧张压力。

5. 做了错事，不要再想它，请继续正常地工作。

6. 敢于承认自己的能力有限，必要时要勇敢地说“不”。

7. 夜深人静时，对自己讲一些悄悄话，然后甜甜地入睡。

8. 面对困难要相信自己一定能够克服，要知道“车到山前必有路”。

其实，“心病还需心药医”。假如人们真的感觉活得太累，就要修炼自己的身心，不断调整自己的心态，祛除负面因素的影响。这样，人们才能走出“活得累”的陷阱，从而使自己生活得更加充实，更加快乐，更加淡然。

尝试着为自己而活

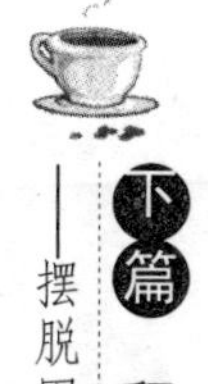

生活中，有很多人为了得到他人的认可与肯定，事事都想做得完美无瑕，总想要超越所有人。在这种心理压力的驱使下，人们就会将自己置于一条没有止境、永不停歇、痛苦不堪的人生轨道上。

其实，人在这个世界上超过别人并不是最终的目标，最重要是为了自己而生活。一个人自我价值的实现与否，实际上并不取决于自己是否比别人更优秀、更高超，而在于是不是能够从精神上得到满足。假如我们能够获得别人所渴望的幸福，那么即便是自己不优秀、不高超，那又有什么关系呢？

埃伦正在客厅弹钢琴，这时六岁的儿子走到她的身边。他听了一会儿，对埃伦说：“妈妈，你弹得一点也不好听。”

确实，埃伦弹得是不怎么好听，只要是学过弹琴的人听到她的演奏恐怕都会禁不住皱起眉头来。然而，埃伦对这个并不介意。长期以来，埃伦就是这样弹的，自己感觉非常满足。

其实，埃伦对歌唱、绘画和缝纫都非常有兴趣，虽然她在这些方面潜能有限，但是她并不介意。因为埃伦不太关心别人怎么来看待自己，她觉得自己还有一两样拿得出手的东西，这对自己来说已经是很了不起的事情了。

在这个故事里，埃伦是坦然、淡定的，她的生活才是她自己喜欢的。与埃伦相反，很多人还在为别人而活，他们还在渴望着得到他人的肯定、赞扬和褒奖。那么，这些人又是怎么样才能实现自己的目标呢？

他们会在脑海中、意识里或者记忆中寻找一位榜样人物。这个榜样人物可能就是一个真挚、爽快的人，可能是一个勇于坚持己见的人，也可能就是一个早已取得了成功的人。

然而，我们会发现这个榜样人物可能从来不或很少获得他人的肯定，或许就是一个有见地、说真话的人。他采取的策略以及手段在你看来可能都远不及诚实可信重要，他不是一个轻言放弃的人，他没有时间来过多修饰自己的言辞，没时间来思索说话的技巧，更不会耍那些小聪明。

这不是天大的笑话吗？人们心中的榜样人物从不让他人的看法和感受左右自己，而这些人却还在为了获得别人的肯定与赞扬而追寻那些榜样人物。

同样的道理，幸福、快乐也从来不用别人来认同，只要做好自己就可以了。

一只小猫在不停地追自己的尾巴，一只大猫看到了，忙问道："你为什么要不停地追逐自己的尾巴呢？"

小猫诚恳地回答说："对一只猫而言，我很清楚幸福就是最大的财富，而在我看来，幸福就是我的尾巴。因此，我在追逐我的尾巴，只要我能追到自己的尾巴，那么我也就抓住了自己的幸福。"

大猫说："我的孩子，以前我也曾思考过这些深奥的问题。我也曾有过追逐自己尾巴的想法。然而后来，我明白了，无论我如何去追逐它，它总是远离我，但当我专心做自己的事情时，无论我走到哪，它永远都会跟在我的身后。"

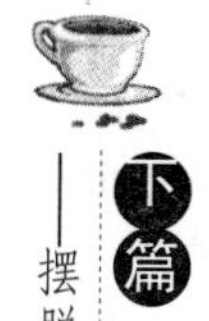

所以说，想要获得自己的幸福，只需要拥有一个良好的心态，学会做好自己，追求自己的快乐，这时幸福往往就会在我们的身边了。

如果一些人所谓的快乐只是重复别人的模式，那么他们一生就只能在别人的阴影里苟活。想要获得快乐，最有效的方法就是走自己的路，不去模仿他人。大多数人的生活总是平淡的多，精彩的少。假如没有自己的主见和人生目标，只是随波逐流，我们就不会在平淡中活出自己的精彩。如果人们以淡定的心态来看待世事变化，不去刻意追求外在的功名富贵，那么人们眼中的美好生活就会在不知不觉中来临。

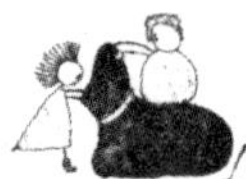

压力可以成为一种动力

在工作上或者生活中，人们的身体和精神可能会承受各种压力，想要摆脱因压力而带来的焦躁和不安，关键就要看人们如何来化解。贝弗里奇说：思想上的压力，可能成为精神上的兴奋剂。当人们将那些压力转化为思想上的动力的时候，就能变得更加敏捷、迅速，变得更加强大。

曾经有一位动物学家对某条河流两岸的动物进行了长期的考察。在考察中，他发现在河流两岸生活的羚羊有着明显的区别：东岸羚羊的繁殖能力、奔跑能力远胜于西岸的羚羊。对此，动物学家十分诧异，同样的环境和食物，为什么会出现如此大的差别呢？

为了弄清事情的真相，这位动物学家会同当地动物保护协会进行了一项实验：分别从两岸捕捉了10只羚羊送到对岸生活。过了一段时间，送往西岸的十只羚羊通过繁殖数量已经增加到了14只，而送到东岸的羚羊仅仅存活下了3只，另外7只都被食肉动物吃掉了。

后来通过研究，动物学家发现在东岸附近地区生存着一个狼群，狼群使得东岸的羚羊每天都生活在一种“竞争氛围”之中，为了能够存活下来，它们每天都要进行无意识的锻炼，因此身体变得很强健；而生存在西岸的羚羊由于没有任何生存压力，因此也就越来越退化。

动物经历生存的压力，才会变得越来越强。其实，人在社会中发展也是同样的道理。有时在生活中多一个对手、一点压力或者一点磨难，也并非全是坏事，因为压力逼迫人们去思考解决问题的办法，去不断提高自己，在这个过程中逐渐变得成熟，逐渐体会到人生的真正意义，从而最终能朝着人生正确的目标前行。

对压力的承受以及缓解的过程，实际上就是适应环境的过程。如果外界的环境迫使一个人超越他自身，那么他必然会面临巨大的身心压力；如果外界环境对人没有造成压力，人们往往就会原地踏步，永远不知道拼搏进取，人也就极易变得懒惰，从而失去了挑战自己、挑战人生的意义，最终变得平淡无奇。

纵览古今中外，其实很多伟大的成就就是因为压力的推动，才得以最终变为现实的。

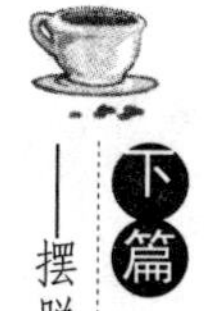

爱伦坡是美国19世纪著名的作家，同时也是世界文坛上最浪漫的天才诗人之一。然而，爱伦坡的一生其实充满了众多的坎坷和磨难。

在很小的时候，爱伦坡就成为了孤儿，后来被一个富商收养。然而，爱伦坡由于不能用言语来获得养父的喜爱，竟然被骂为“白痴”，最终被棍棒打出了家门。

爱伦坡26岁之时，与年仅13岁的表妹弗吉尼亚陷入热恋之中，后来在多方压力下娶她为妻，这可谓是爱伦坡一生中最幸福的

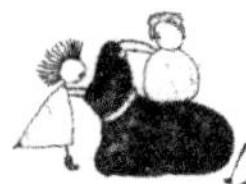

时刻。但与此同时，爱伦坡夫妇面临的压力也日益增加。旁人都指斥他发疯的行为，认为他的婚姻闹剧很快就会停止，还有更多的人劝说弗吉尼亚离开这个身无分文的疯子。在这些人看来，爱伦坡是没有资格得到爱情的，世界上所有美好的事物都应该远离他。

但是，爱伦坡夫妇不为所动。他们的生活非常艰难，很多时候甚至连肚子都填不饱，更不要说还要偿付每月 3 美元的房租了。没过多长时间，弗吉尼亚就因病卧床不起，爱伦坡竟然穷困得拿不出一分钱替自己的妻子医治，甚至也没钱给妻子买食物。他们每天不仅要忍受着饥饿的折磨，还要遭受旁人的冷嘲热讽。

但即便是这样，爱伦坡夫妇依然没有放弃，他们用彼此最真挚的爱证明了自己的选择是对的。爱伦坡将所有的时间都用来写诗，成功的强烈愿望让他战胜了一切艰难困苦，充斥他的脑海中就只有奋斗，奋斗，再奋斗！

但是，多病的弗吉尼亚还是没能等到他成功的那一刻。在一个寒冷的冬夜，她满怀对爱伦坡深深的爱去世了。爱妻的死差点彻底击垮了爱伦坡，他依靠着强烈的信念最终撑下来了。

他强忍着泪水与思念，每天坚持写作。最后，他终于写出了感人至深的《爱的称颂》，从而一举成名，获得了自己人生的成功。

此外，爱伦坡还有一篇不朽的名诗《乌鸦》。起初，爱伦坡在创作这首诗时进行了反复的修改，足足用了十年的时间才创作完成，然而有人只愿意出 10 美元来购买，因此一度被人作为了笑柄，爱伦坡几乎成为了弱智与无能的代名词。但是，那些嘲笑爱伦坡的人永远也想不到的是，这首诗的原稿价值到现在已经超过了百万美元。

可以说生活的困苦以及外界的各种压力促成了爱伦坡不断进取，并取得了日后的成就。试想假如爱伦坡始终是衣食无忧，坐拥娇妻美眷，又如何能写出那些感人至深的诗篇呢？

我们生活的社会环境充满了各种各样的竞争，因为竞争而产生的压力就成为了现实生活不可缺少的一部分。每个人都要面临压力，忽略、逃避对于消除压力毫无益处。我们若想要成就一番功名事业，就只有以积极的心态去接受压力的考验，把压力转化为推动自己前进的动力。只有这样，我们才能拥有一个精彩的明天。

做一个真正的自我

不要活在别人的眼光中，要坚持走自己的路。朝着自己的目标坚持不懈地努力，没必要将精力浪费在关注别在一些事情上，我们固然要谦虚，要听取或者采纳他人的意见，但这不代表着就没有自己的想法和观点。自己觉得正确的事情就要坚持不懈地按照自己的处事原则做下去，不管最终结果怎么样，我们从中都会得到一种独特的成就感以及自我归属感。正像但丁所说的那样：走自己的路，让别人说去吧！

每个人都有选择自己生活方式的权利，根据自己的兴趣爱好去

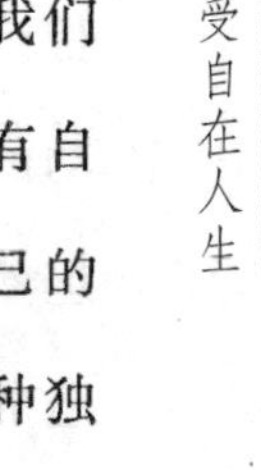

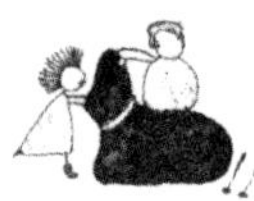

生活，去爱惜自己，去发展自己。因为生命是短暂的，最重要的是做好自己分内的事情，做一个真实的自我。

当我们努力朝着自己预定的目标前行的时候，他人定然会有不一样的看法以及异样的眼光，对此完全可以一笑了之。一个淡定的心根本不用担心孤独和寂寞，只要内心充满了包容与宽和，又何必在乎有没有得到鲜花和掌声呢？

如果我们在别人的指指点点之中畏缩不前，在他人的反对声中不敢实现自己的价值，更拒绝去相信朋友与社会，这将会给自己带来巨大的遗憾。

因此说，我们不要过多考虑他人的想法，因为我们自己是唯一的，也是任何人无可替代的。如果过分在意他人的看法，就难以理智地应对各种突如其来的挑战。更何况，在社会生活中，聪明睿智的人毕竟是很少一部分，感觉孤独寂寞、没人理解是在所难免的。当时事发生变化的时候，当需要我们做出决定的时候，如果我们过于在意别人的看法，那又如何能成就大事呢？

正是由于与众不同，正是因为坚定执著，每个人的人生才会变得绚丽多彩。真正能够活出自我的人才是最幸福的人，也才是最成功的人。因为他们可以将自己所有的潜能以及爱好发掘出来，可以坦然面对荣辱得失。因此，我们想要活得洒脱一些，就要坚持走自己的路，如此才会拥有一个真实、坦荡、自然的生活。

每个人都有各自的人生观以及价值观，因此我们无论做什么都难以满足所有人的标准。人们都有不同的看法、经历，即使是面对同一个问题，答案也不可能相同。一千个人眼中就有一千个哈姆莱特，有一千个关于哈姆莱特悲惨命运的哀伤。

面对几个不同的几何图形，有人从中看到的是光滑无棱的圆，有人窥见的是三角形的直线组成，有人则看出了半圆与方圆兼济，还有的人看出了不对称图形独特的美；就是同样一个甜麦圈，有人看到的只有一个空洞，而有的人却能从中体会到它的美味；同是一部《红楼梦》，有人从中体味到了封建制度灭亡的脚步，有人看见了宝黛的感人爱情，有人悟到了曹雪芹的用心良苦，也有的人只是单纯关注故事本身……

问题的出现就是一个起点，而问题的解决就相当于一个终点，过程可以是多种多样的，对事物的认识角度、深度的不同，自然就会产生不同的解决方法。生活就是一个多棱镜，每个人都能够从中看到了自己的不同的地方。

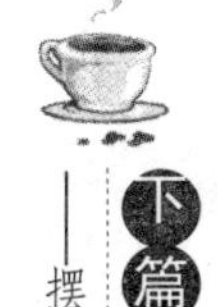

正是因为有了这些不同，我们这个社会才会丰富，才会变得复杂。想要在繁复多变的社会中活出自己的精彩，我们对别人的闲言碎语不要过多在意，相信自己的眼睛，坚信自己的判断，坚持执著前行的态度。同时，我们还要以敏锐的视角去观察这个社会，用心去聆听、去感悟这个多彩的人生，如此我们的生活才是有意义的，我们的生命才是有价值的，我们的心灵才是自由的。

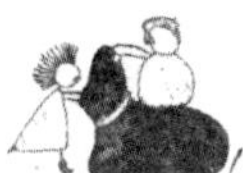

快乐是一种习惯

生活是充满各种滋味的，有酸也有甜，有悲也有喜。当我们的内心感到悲伤、烦恼时，当我们情绪低落、感觉生活不再美好时，生活呈现在我们面前的就只能是黑暗与苦难。

这时，如果我们尝试着习惯快乐，就能看到生活的美好一面。

菲尔总是很快乐。有一次，他乘坐着旧式火车外出做长途旅行。一天清晨，菲尔从睡梦中醒来，他看到有几个男士正在火车的洗手间里刮胡子，因此使得原本就狭小的洗手间显得更加拥挤。

经过了一夜的颠簸劳顿，很多人早晨醒来都会在这个狭窄的地方梳洗整理一番。这个时候，人们大多还没有完全清醒，因此脸上的表情显得很冷漠，也没有人说话。

就在此刻，菲尔脸上洋溢着笑容，走过来高兴地问候大家，但是却没有一个人回应他。随后，当他准备动手刮胡子时，又旁若无人地唱起歌来，看上去心情十分愉快。他的这番举止使一些人感到厌烦。于是，有人冷冷地、略带讽刺地说道："喂！你好像很得意，因为什么呢？"

菲尔笑着说："是的，你说的没错……正如你所言，我是很得意，我也的确觉得非常高兴。"然后，他又说道："我只是习惯使自己感觉很快乐罢了。”一席话让周围几个人都觉得这个早晨是特别的，也是愉快的。

“习惯使自己感觉很快乐”，这是一种多么好的习惯。当所有人听到这句话的时候，相信人们都会记住这个人和这句话，都会释放掉内心的焦虑与愁苦。

实际上，不管是幸运的事，还是倒霉的事，常常起决定作用的就是人们心中长期以来的习惯性想法。有一位名人曾经说过：“穷苦人的日子都是愁苦；心中欢畅者，则常享丰筵。”这段话的意思是要让人们要养成愉悦的心情，并将其作为一种良好的习惯来保持，那么生活就会充满幸福与欢乐。

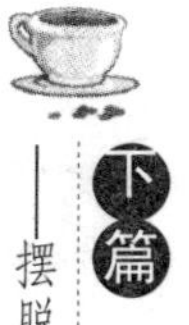

一般来讲，良好的习惯是在生活中累积下来的，是能够通过后天的锻炼培养形成的，因此每个人都有能力创造愉快的心情。

培养心情愉快的习惯，关键还在于自身积极的思考。首先，我们要制定一份有关心情愉快的想法的列表。然后，每天坚持按照这些想法来进行思考，假如在这个过程中有负面、消极的想法闯进自己的脑海，就必须立刻终止，并尽力将其清除，接着再用快乐的想法来取代它。

除此以外，每天早晨在起床前，我们可以在脑海里畅想着关于快乐的所有想法，同时在脑中想象今天将会发生什么快乐的事情。时间一长，不管发生什么事情，这种想法就会对自己产生积极的、正面的影响，使自己有勇气、有毅力去面对任何复杂的事情。

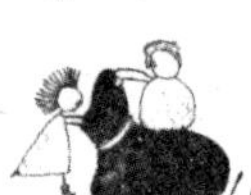

反之，如果自己总是对自己说："事情往往不会这么简单顺利。"那么，我们便是在自寻烦恼，而所有与"不愉快、不顺利"有关的因素，无论大小都将时时伴随我们的身边。

有这么一个人，每天在吃早饭时，他总是告诉他的太太："今天好像又会发生不愉快的事。"

其实，他的内心并不是这样想的，本意并不是这样，顶多也只是发发牢骚罢了，因为他即使说了这句话，其内心还是希望会发生美好、高兴的事情，希望好运气降临到自己的头上。然而，事情经常是不顺利的。

其实，这种事情并不会让人们感到意外，因为如果心中想象会发生不愉快的事情，那么这种潜意识在一整天里都会影响人们的心情，所有的事情都会朝着不利的方向发展。所以，当我们发现自己不快乐的时候，就应当尽量将这些负面的、消极的情绪排解掉。

为此，人们可以尝试用下面的方法让自己变得快乐起来。

1. 用写日记的方式来抒发自己所有的忧郁、烦恼和不悦之情，这样不但能宣泄掉不快乐，同时还能够整理头绪，平静心情，有时还能有所感悟。而在发泄之后，定然会感觉十分放松。

2. 通过写信或谈话向自己的知音、朋友、师长等信任的人倾诉一番，可以借此得到他们的理解和同情，甚至于帮助。只要自己愿意敞开自己的心扉，他人便会尽力帮助自己减轻心理负担，替自己排忧解难。

3. 在忧郁、烦闷之时，我们可以大哭一场，可以大吼几声，可以放声高唱或做些运动来排遣、宣泄自己的忧愁，前提是应当合理地宣泄。

4. 当心情不好时，我们还可以通过聆听轻松美妙的音乐来抚慰内心的悲伤，心情自然会发生改变。

5. 我们也可以暂时放下工作，换一个自己感兴趣的新环境来转移自己的注意力，借以遗忘烦恼与不快。我们也可以进行一些户外的集体活动，让自己在欢乐的气氛中摆脱哀痛。

除了以上这些方法，还有很多独特的方式来摆脱负面情绪的干扰。

总之，人们心情的好坏不在于占有物质财富的多少，而在于是否将快乐当成了一种习惯。只要我们能用快乐的心态去对待消极的情绪，就能永远保持良好的心情。

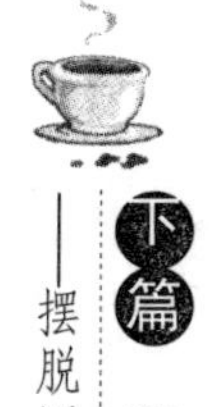

在年华的逝去中品味真醇

岁月是无情的，它不会因为人们的慨叹而停滞不前，它会不断催人慢慢变老。然而，我们却经常看到有的人虽然上了年纪，仍然保持着活泼、年轻的心；有的人正值壮年，却是满脸忧愁，面对大好年华的逝去总是长吁短叹。

其实，岁月的流逝是任何人也阻挡不了的，我们能做的就是要保持年轻的心态，忘记曾经的痛苦与悲伤，重新赋予生命别样的光

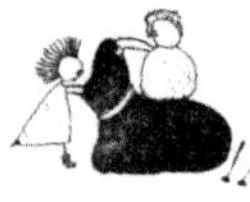

彩，用真挚的感情、犀利的思想去感受年轻的活力与魅力。要记住我们只要保持心灵的年轻，自己就会永远美丽。

不要畏惧身体的衰老，不必在乎自己不断出现皱纹的容貌，不要过多地去关注是否年轻，也不必因为年华的逝去而烦恼不已，重要的是我们能在其中找到属于自己的快乐。变老的过程，其实就是生命一步步走向成熟的过程。繁华落尽方能见到真醇，于是老年人往往会对生活、对人生有一种最为真挚的体会和感悟。

生老病死是自然规律，每个人都必然要经历变老的过程，衰老是每个人都必须面对的问题。而且对老的畏惧不会阻止你变老。因此，我们不妨坦然接受自己慢慢变老的事实，敢于承担生命的责任，如此才能拥有潇洒的生活。

即便是真的老了也应该为此而感到骄傲和自豪，因为这至少说明了你很幸福地经历了从童年到老年的整个过程，而这个机会并不是人人都能拥有的。

人不能阻止肌体以及生理上的老化过程，然而却可以保持精神、心理上的年轻。只要善于经营自己的心态，那么人们身上散发出来的永远是一种成熟、智慧、自信与优雅之美。

事实上，魅力是一种沉着的态度，是一种经历了光阴的锤炼而沉淀下来的气质。它不取决于年龄，只与态度相关。

人的年龄虽然不能改变，然而心态却可以人为控制，其实每个年龄段都有属于它的独特的美。以女人而言，20 岁的女人有活力四射之美；30 岁的女人有风韵之美；40 岁的女人有智慧之美；50 岁的女人有善解人意之美；而 60 岁的女人即使容颜已逝，但多年的生活经历仍能孕育出圆融、智慧、宽和、慈祥所呈现出来的成熟风韵之美。

美丽的花朵离不开阳光、空气、水以及肥沃的土壤，一个充满魅力的人的美离不开自己对身心健康的合理调养。只有懂得如何给自己补充营养的人，才会拥有新鲜的活力，才能尽量减缓老化的脚步。

不要害怕逝去青春，保持一种平和的心态，不断充实自己，让自己变得更加优秀，更加睿智。这样，当炫目的青春退去后，我们还会有在岁月的流逝中慢慢沉积下无穷的魅力以及能力。

俗话说人老精，人老辣。老到成熟的人员是成熟行业、强势企业以及优势团队的核心竞争力：医院里常用的人力搭配是老医生和小护士；新闻媒体里最好的组合是小记者与老编辑；电影公司的最佳组合就是老导演配上小演员。企业和社团是社会的重要组成部分，如果一个社会处在年轻崇拜期，那么就说明这个社会还处于成长之中，还没有“发育”成熟。对于“老人”的尊重与敬仰，才能让社会、集体得到长久的发展。

法国思想家儒贝尔在《冥想录》中曾经说过：老人是民众的威严。而变老的体验就像是登山，越到高处，空气就越稀薄，但视野却变得越来越开阔。

生命的疑惑只能用智慧来解答，而智慧却来自于岁月的累积。“尊重生命要远远胜过于介意别人的看法和嘲笑。”因此，不要因为自己的衰老而有所顾忌，我们要做的就是继续前进，不要为那些不值得的事物浪费时间与精力，生命是自己的，每个人都有权活出自

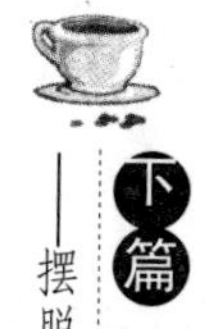

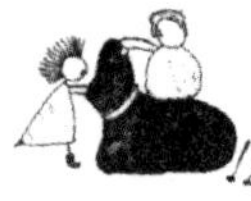

己不一样的人生。

不要害怕青春年华的逝去，不要担心自己年龄的增加，也不要在意他人对自己年龄的评价。慢慢变老是所有人都要面对的现实，我们要以淡定的心态发现其中蕴含的乐趣，在慢慢变老的过程中才能慢慢享受生命的真谛。

让生活变得更有情趣

在人的一生中，工作不是全部内容，生活也不是，它们相辅相成，占有同等重要的位置。不管是过度工作影响了生活，或者是过分生活而影响了事业的发展，这对我们的身心都会产生不利的影响。因此，请不要沉迷于工作而忽略生活，也不要过于专注生活而影响了事业的发展。

然而在职场中，经常会有很多人沉迷在工作中而不自知，工作已经成了其人生的全部内容。这些工作狂沉迷工作，放弃所有休息的机会，永远有处理不完的资料和文件，甚至于如果不让他们工作，他们就会变得不知所措、手忙脚乱。

但是，即使是这样疯狂地工作，他们不仅没有从中获得多少幸福感，也没有实现自己的目标，同时其身心还遭受了严重的束缚，家庭生活的和睦也被打破了。

约翰是一家公司的部门主管，他工作起来非常勤奋忘我，因为他始终觉得“工作就是生活的全部”，甚至希望他手下的员工也能以这样的想法来工作。

直到有一天，他的儿子因为车祸，腿部受伤住院。约翰不得不从百忙之中勉强挤出一些时间去医院探望自己的儿子，然而儿子看见他后好像不认识一般，根本不和他进行任何情感上的沟通交流。

约翰深受打击，他通过反思自我意识到，自己长期以来忽视了生活中最重要的东西——亲情。为了补偿自己曾经缺失的家庭生活，他总会千方百计来抽时间与妻子和儿子聚在一起，进行深入的交流沟通，从而使家庭重新变得和谐。

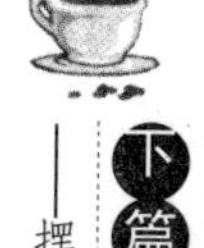

其实，事业对每一个人都是非常重要的，但如果因此就要忽略，甚至放弃健康与家庭，就未免做得太过了。而且，假如一个人长时间的工作，不知道休息，就会产生严重的疲惫感和承受巨大的压力，甚至有可能对工作感到厌烦。这个时候，如果不适当地调整一下工作时间，那么人们的身心健康很可能遭受损坏。

事实上，还有一部分人将自己的精力过分投入到了生活中，甚至完全放弃了自己的事业，这也会产生不良的影响。

王女士原本对待工作是积极主动的，但结婚以后，生活与家庭的琐事占据了她的大部分时间以及精力。于是，王女士没有了以前的那种激情与动力，开始应付工作，不再想提高工作效率，工作时经常心不在焉，想其他的事情，再也没有通过工作来实现自我价值的想法。

因此，她每天的工作任务往往不能按时完成，回到家里也是身心疲惫，常常无故发脾气，与家人吵架。时间一长，她这样的工作态度自然引发了领导的不满，最后就成为了公司裁员的对象。

实际上，很多女性在结婚生子、发生重大变故之后，其潜意识发生了某种转变，进取心没有了，因此时间一长，必然给自己的工作带来不利的影响，对身心的伤害自然也是不可避免。

无论是过度工作影响了生活，还是因为注重生活而放弃了事业，都是不理智的选择。在工作没有完成的时候，一项任务做完了，新的任务会随之而来。每天的生活都不是一样的，不会重复，也不会停顿。

因此，在生活节奏快速的现代社会中，一个成功的人必然能够科学、合理、统筹地安排自己的时间，做事有松有紧、劳逸结合。他们在工作之余不忘巧妙地安排自己的生活，以保持旺盛的精力，游刃有余地处理繁琐的工作。他们一般不会因为工作而占用休息时间，不会放弃和家人在一起团聚的机会。

其实，不少在商场上成功的人士会充分利用工作之余来培养自己的爱好。这些业余爱好不仅不会妨碍事业的发展，相反对事业还有着很大的帮助。

格劳福特·格林瓦特是当今世界上最大的化学化工公司——杜邦公司的总裁。每天，他无论工作有多繁忙，都会抽出一定的时间来研究蜂鸟——一种世界上最小的鸟。他还为它们购买专门的拍照设备。格劳福特撰写的关于蜂鸟的书还成为了自然历史丛书中的精品图书。

威尔福莱特·康是世界织布业的巨头，他的工作也很忙，但是始终没有放弃油画的业余爱好。他的许多油画在画展中展出，而且不少油画还价值不菲。

其实，工作与生活二者并不矛盾。在紧张繁忙的工作之余，抽出一些时间来做些自己感兴趣的事情，就能够帮助缓解工作上的巨大压力，放松自己的身心对恢复精力、提升思考力和创造力也是大有益处的。

人们如果想要拥有一个充实的人生，就要学会减轻工作的压力，学会享受生活的乐趣，还要在保证不忽略家庭的前提下，始终持之以恒地追求自己的事业。这样的人生才是正确的、灿烂的人生，这样的工作才能实现自我价值，这样的生活也才是充满情趣的幸福生活。

面对苦难要乐观

有人说人的生命历程就像是一次旅行，在沿途中既能看到美丽的风景，享受阳光、希望、快乐与幸福，也会遭遇难以预料的坎坷泥泞，忍受着黑暗、绝望、忧愁与不幸。

我们可以用微笑来迎接人生的美好时刻，但是一旦面对突然而至的不幸与苦难时，又应该怎么办呢？

狄摩西尼是古希腊最伟大的政治家、演说家与雄辩家。在出生的时候，狄摩西尼的齿唇上就留下了缺陷，讲话不清楚，因而与人交流、沟通感觉非常困难，为此，狄摩西尼十分苦恼。

为了尽力克服自己的这种缺陷，狄摩西尼找来一块小鹅卵石含在嘴里练习说话。不论是在海边，还是在山上，狄摩西尼都会努力放开喉咙背诵诗文，练习一口气念几个句子。慢慢地，他的牙龈都被石子磨破了，满嘴是血，甚至将他嘴里那块石头都要染红了。然而，狄摩西尼并没有被这些困难吓倒，而是坚持练习。到后来，狄摩西尼说话口齿非常流利，和正常人没有什么区别了。

在上面这个事例中，狄摩西尼的故事可谓是感人至深，他用自己顽强的意志与身体抗争，最终克服了不幸的缺陷。

实际上，这就是人们心灵间的较量。有时候，我们情不自禁会在心中萌生出一些美好的愿望，然后沿着愿望的方向摸索前进。然而由于自身在某些方面的缺陷，自己前进的脚步受到了阻遏。这个时候，如果自己能够克服那些缺陷，就能够继续追寻美好的愿望；如果不能克服那些负面因素，那些美好的愿望就会被束缚、被扼杀。

艾美来自美国，希茜来自英国，两个姑娘虽然都非常聪明，非常漂亮，但其实她们都是残疾人。

艾美两腿生来就没有腓骨。一岁的时候，她的父母做出了一个最为痛苦也最无奈的决定：将艾美膝盖以下部位截去。从此以后，艾美就一直依靠轮椅来生活。再以后，她不但装上了假肢，还靠着顽强的毅力，能跑，能跳舞，能滑冰。同时，她还常常被女子学校以及残疾人会议邀请去做演讲。此外，艾美还当过模特，不断登上时装杂志的封面。

希茜和艾美不一样，她的残疾是后天造成的。希茜曾夺得过英国《每日镜报》的“梦幻女郎”选美大赛的冠军。1990 年，希茜前往南斯拉夫旅游，从此就定居在了那里。南斯拉夫内战期间，希茜出资设立了难民营，并将做模特赚来的钱拿来设立了希茜基金，以此来帮助因战争而致残的儿童与孤儿。1993 年 8 月，希茜在伦敦被一辆警车撞倒，肋骨断裂，左腿因此失去了。然而，生活的不幸并没有击垮希茜。不久，她就重新站起来。身体康复以后，她比以往更加积极地奔走于车臣、柬埔寨等地区，像戴安娜王妃一样不停地呼吁禁雷，为残疾人争取更多的权益。

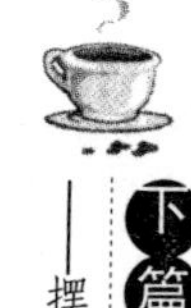

后来，希茜和艾美在会见国际著名假肢专家时相识，她们彼此很投缘，现在已经情同姐妹。

虽然身体残疾，然而她们并没有因此而惋惜、哀怨，反倒是认为这种奇特的人生体验，让她们意志更加坚强，生命力更加顽强。现在，她们使用着假肢，与正常人一样，只有在坐飞机经过海关检测，金属腿引发警报器铃声大作的时候，她们才向人展现自己有残疾的腿。如果不掀开遮盖着膝盖的裙子，甚至没有人会相信她们套的是假肢。人们常常赞叹她们：“你的腿形长得真美，看这曲线，看这脚踝，看这脚趾涂得多鲜红！”

艾美说："虽然我失去了双腿，但我与其他正常的女性一样。我爱打扮，让自己看起来更美丽。"实际上，这对姐妹会忘记自己残疾的事实。她们从不埋怨他人，埋怨社会，在她们看来生活仍然很美好，在人们看来她们也是美好的。

两个残疾姑娘也不乏异性的追求，她们与其他肢体健全的姑娘一样，也有着自己的爱情。

在这个故事里，我们见证了艾美与希茜面对苦难时的人生态度：用微笑来面对一切苦难，积极乐观地生活。她们可以说是所有健全人的学习榜样。

在生活中，每个人的经历虽然会有不同，而且命运也不是对待每一个人都是公平的，然而我们要相信上帝在关上一扇门的同时，定然也会为自己开启另一扇窗。面对外界事物带给我们的不幸，关键就是看自己是否有勇气去面对，有毅力去改变不利的困境。

如果我们一味地抱怨与咒骂，不去拼搏努力，我们又如何才能创造出美好的人生？又怎么能成就大事呢？如果我们能够保持健康积极的心态，乐观地应对生活的各种挫折，能够始终坚持，绝不放弃，即便是遭受再大的困境，最终我们也会赢得鲜花与掌声以及世人敬佩的目光。

人生有得意，就会有失意，偶尔的失利并不能代表什么。要想取得事业的成功，我们就不能总是盯着那些消极负面的东西不放，那只能令自己愈加沮丧，愈加怠惰，让人生的光芒被生活的阴影所遮蔽。我们要始终保持乐观积极的心态，勇敢地应对人生的一切挑战。在风雨过后，必然会迎来绚丽的彩虹。

淡定让人们享受心灵的宁静

在当今竞争激烈、繁忙喧嚣的社会里，人们追求的是高效率、高速度，在这个过程中，我们逐渐失去了一些从容、理解、淡定的心态，人性的灵性与光彩在物质欲望中也渐渐沉沦，自我的心灵空间被压缩到了极致，我们的心胸因此变得越来越狭隘，标准变得越来越苛刻，心理开始变得千奇百怪。

在内心阴郁的日子里，人们渴望找到心灵的平衡。其实，人唯有淡定，才可以享受心灵的宁静。

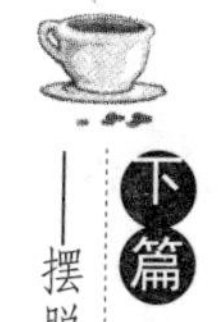

一位道德高深的智者问他的徒弟："你的人生目标是什么？"

徒弟回答说："健康、爱情、名誉、财富……"

听完徒弟的话，智者不以为然地说："其实你将最重要的一项给忽略了——心灵的宁静，忽略了它，你所追求的东西都会给你带来可怕的痛苦！"

确实如此，人一旦失去了宁静、淡定的心灵，内心就会被外物所遮蔽、掩饰，浮躁的情绪就会充斥我们的内心，从而让自己的人生留下诸多遗憾。

生活中的挫折、紧张、繁忙极易让人内心失衡，人们只有保持淡定，才不会对显赫的权势眼热，才不会去追求过多的财富，才不会去追求虚伪的名誉。

小镇上住着一位老人，他主要是以卖铁锅、菜刀和剪刀为生，保持着十分古老、传统的经营方式。老人坐在门内，而货物却摆在门外。他不吆喝，不还价，也不收摊。人们不管什么时候打这儿经过，都会看见他悠闲地躺在竹椅上一边听着半导体收音机，一边拿着紫砂壶。他的生意从无好坏之说。每天的收入正好够他喝茶与吃饭。老人到了这把年纪早已不再需要更多的东西，因此他很满足。

一天，有个文物商人经过小镇，无意中看到老铁匠身旁的那把紫砂壶，紫砂壶马上吸引了文物商人的目光。那把壶看上去古朴雅致、紫黑如墨，很像是清代制壶名家戴振公的风格。

文物商人上前拿过那把壶，在壶嘴内发现了一记印章，果然是戴振公的。商人喜出望外，因为那个戴振公有着捏泥成金的美名，据传他的作品目前仅存3件：一件存于美国纽约州立博物馆，一件存于台湾故宫博物院，还有一件在泰国某位华侨手里。

商人想要用10万元的价格买下它。当他报出这个数字时，老人先是大吃一惊，随即又拒绝了，因为这把壶是他爷爷留下的，他们祖孙三代都用这把壶喝水，他们的汗也都来自这把壶。

尽管没卖，但是商人走后，老人彻底失眠了。他用这把壶喝了近60年的水，并且始终觉得这是一把普通的壶，如今竟然有人要花10万元的高价买下它，实在出乎他的意料。

此后，老人的心里想的总是那把紫砂壶，镇子里的人也不停地打听老人以及紫砂壶的情况，生活彻底被打乱了。当文物商人带着20万元现金再次登门的时候，老人一怒之下，请来左右店铺的人和前后邻居，将那把紫砂壶当着众人的面砸了个粉碎。

后来，老人仍然在卖铁锅、菜刀和剪刀，生活悠闲自在，据说活了有100多岁。

当身处浮躁社会中的人们心中有了外物的牵挂，心灵就变得不再平静了，一把价值不菲的紫砂壶打乱了老人原本宁静闲适的生活。所幸老人是睿智的，他坚决地打破了那把令众人眼热的紫砂壶，打破了外物对自己的羁绊，从而让自己的心灵得以回归宁静。

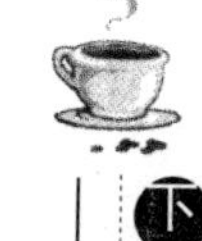

内心淡定是一笔财富，是一笔融入了生活智慧的财富。这笔财富的积累需要时间，它体现了一种与苦难、挫折长期斗争而沉淀出的成熟，是一种冷静与耐心。具备了淡定，有了内心的宁静，就意味着人们的经历逐渐丰盈成熟。

淡定能够沉淀出生活中诸般纷杂的浮躁，过滤出人性中的渣滓，可以避免种种鲁莽、无聊、荒谬。淡定是一种气质，一种修养，一种境界，更是一种充满内涵的悠远。因为泰然自若、沉默淡定常常要比气急败坏、声嘶力竭更具有涵养与理智。

综观那些古今中外的成功者，唯有心灵宁静、淡定的人，才能够“运筹帷幄，决胜千里”，才能够最终成就大功名、大事业。经

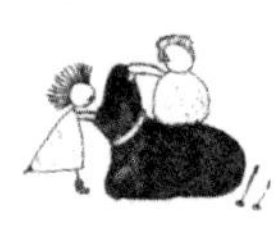

历了暴风骤雨洗礼的人们，无论身处何境，无论身在何方，他们都始终坚信生活的世界中有美丽的鲜花，有温暖的阳光。

当人们的内心焦躁不安时，就要用自己睿智的手抚摸心灵，告诉自己“要平和，要宁静”，这样人们就可以加强自我控制的力量，保持人生航向的正确无误，从而享受真正自在的人生。

第三章　用包容放飞心灵

包容是一种崇高的美德，也是一种至高的境界，更是一门修炼身心、慰藉心灵的艺术。天地就在我们的心间，心宽天地方能变宽。当人们在踽踽独行的路上面对无法改变的困苦环境时，何不尝试着去接受、去适应一下呢？

请让我们的内心多一些包容，让我们的灵魂多一些释然吧，如此我们那饱受桎梏与羁縻的心灵才能够重新放飞，我们的内心世界也才会充满愉悦的音符以及阳光般的温暖。

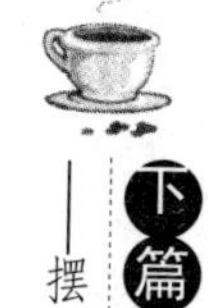

帮助他人就是帮助自己

有人曾经用两只鸡和一根绳子做过这样的实验：用绳子的两头分别系住一只鸡的左腿和另一只鸡的右腿，接下来，你就会看到其中一只鸡拼命地往右奔，而另外一只却使劲地往左挣，然而这两只鸡始终在原地不停地绕圈。

实际上，人虽然自诩为世间万物的主宰，但也会犯此类的错误。在生活中，有人觉得如果帮助了他人，那么自己的利益必然会做出牺牲；如果别人得到了实惠，那么自己就一定会失去。

有的蚂蚁群体会有上万只成员，但是它们始终是分工明确，各司其职，没有一丝杂乱之处，所有蚂蚁成员均能够各尽所长、通力合作、配合默契。人类虽然比蚂蚁高级得多，但却难以达到它们的状态，这其中的关键不是外部的那些客观因素，而是人们自身不想要予人方便的心灵。

法国思想家、文学家罗曼·罗兰曾说过：要有光，太阳的光明是不够的，还必须有心的光明。香港著名企业家李嘉诚也认为：没有包容心的强者，不外是个庸俗匹夫。

在人生的过程中，人们有辉煌的时刻，也会有落魄的那一天；会经历高潮，也会经历低谷，然而，我们要始终拥有一颗包容他人的心灵，对那些需要帮助的人尽绵薄之力，将他们从困境中解脱出来。他人一旦知恩图报，或许就能够在合适的时机帮助自己。如果我们都能够“路窄人心宽”，让彼此之间多一些理解与宽容，与人方便，那么于己就更方便。

学会为别人效力，多花一些时间、精力与诚意为别人做些需要解决的事情，这样的帮助就能增强别人的信任，也才能获得他人真心实意的帮助。

其实，心宽既是一种境界，又是一种文明与礼节。俗话说得好：但行好事，莫问前程，与人方便，自己方便。善与人交，久而敬之。一旦人们彼此之间都互不谦让，互不包容，总是以自我为中心，那么怨愤与嫉恨就会总萦绕在自己的周围。

生活总有出现各种矛盾，这就更需要人们去不断磨合，最终将矛盾化解。请让我们多一份忍让，与人多一些方便吧，唯有这样我们自己才会得到更大的方便，人与人之间的关系也才不会被权力、金钱所拖累。

在一个风景优美的城市里，有个老人想要把祖传下来的别墅卖掉，而这座别墅由于太有特点，因而吸引了很多买家。一时之间，周围所有人都纷纷议论卖别墅这件事情，每天也有很多人到老人那里去谈价钱，房价也涨到了200万美元。但是，这个老人就是不表态。大家对此都十分奇怪：这个老人到底想要多少呢？是不是有点儿太贪婪了？

几个月过去了，一天来了一个年轻人。年轻人缓步来到老人面前，对老人说："我身上只有10万美元，但购买这座别墅后，我会邀请你和我一起居住在里面。你的饮食起居由我来照料，我会像亲生儿子那样对待你的，直到你生命的终点。"老人听后，微笑着说："小伙子，我们成交！"

其实，人们彼此之间的隔膜不是金钱、地位或者权势造成的，而是人与人之间扭曲的关系造成的。而这个年轻人通过自己的真诚，让老人有所归依，也让自己获得了别墅以及一份责任。所谓的"成人达己，成己为人"正是如此啊！

在现实生活中，我们若想要成就一番事业，若想要获得他人的支持、理解与帮助，就要以一种平和与宽容的心态为人处世，站在别人的立场上思考与处理问题。须知只有与人方便，自己做人、做事才能更方便，我们的心灵也才能获得更广阔的空间。

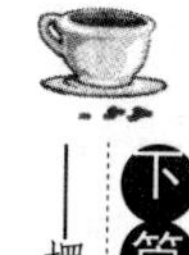

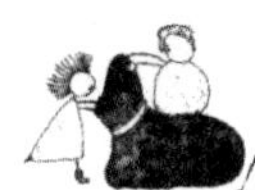

放弃错的就是为了和对的相逢

在现实生活中，我们经常发现一些人在鸡肋般的感情世界里难以自拔，不想放手但感觉味同嚼蜡，想放弃却又一时割舍不下。实际上，当我们的感情出现裂痕，当我们的心灵出现羁縻之时，何不清空自己的心房，放弃一些人，忘记一些事呢？须知，如果我们不放弃那些错的，也就难以碰见对的。

在爱情面前，人们的理性往往会显得苍白无力，只有那些感性的认识在风花雪月里翩翩起舞。这种浪漫的感觉让很多人执著地追求着自己心目中的爱情。在年华的流逝中，即便那不过是一个错误的相遇，他们也情愿为之坚守到底。为了实现自己那完美的梦，他们在原本就错误的感情里相互争吵、哭泣，同时还要忍受着背叛与原谅。

可能有人会疑惑："爱情原本是美好的，是幸福的，是甜蜜的，但为什么我坚守的爱情却是如此容易破碎，而我所想要的幸福又难以得到呢？"其实，这都是因为我们在一个错误的时间里爱上了一个不该爱的人。

有个女孩喜欢上了一个外表帅气的男孩，后来两人也成为了一对情侣。然而，事情根本没有女孩想象的那么幸福。那个男孩忽冷忽热，老是对她发脾气，甚至有时候在她的面前公然与别的女孩调情，手机里面有着许多女性的联络方式。更为严重的是，那个男孩经常会不给她打一个电话，也不发一条短信。

面对这种情景，女孩的姐妹们都劝她与男孩分手，但她就是难以割舍这段感情。当男孩提出分手的时候，女孩哭泣着求他不要离开……

如若说这就是所谓的专情，那么女孩对这段情感的留恋显然是不值得的。事实上，我们经常会看到一些人为了能与自己所喜欢的人在一起，绞尽脑汁地想尽各种办法要将自己的爱人留住，但往往是留住了人，却难以留住他们的心。

如果一个人不能给我们带来快乐和幸福，留下的只是伤痛与背叛，那么我们正在进行着的很有可能就是一场错误的爱情，相遇、相恋或许也是一个错误。当苦苦挽留的爱情让我们的心灵不再感到轻松与愉悦，那么就应该果断放弃错的，选择正确的感情。

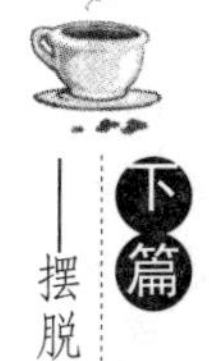

男人与女人接受了一个小测验：假如钱包、钥匙和电话本这三样东西同时丢了，最紧张的是哪一样？女人选择了电话本，而男人则选择了钥匙。测验的答案就是：女人属于怀旧的人，男人则是一个现实的人。

后来，男人与女人分手了。女人确实总是被过去的那段感情纠缠得得不到安宁，曾经经历过的那段未果爱情到现在还让她难以忘怀，而男人却早已为人夫、为人父。女人将自己的心停留在了过去，一直悔恨自己当初为什么不能坚持到底。在这种自责和留恋的情绪中，她将一个又一个很好的男人错过了。

后来，这个男人向她问道：“还可以挽回吗？”女人摇了摇头。男人说：“那你为何不放弃？”她无奈地说道：“无法放弃。”男人说：“实际上是你不想放弃那段感情。”

苦海无边，回头是岸。其实，大家都懂得这个道理，但是真正理解并采取行动的却没有几个人。实际上，现实中的忧愁和烦恼很多是自己找来的。因此，有些女人才会因为一段放不下的感情而总处于留恋与自责中。

有的人能够放弃那些外在的、肤浅的东西，而有的人却能够放弃那些存在于心底的、破碎的情感。我们不需要抱残守缺，不需要固执己见，只要将内心中原本就错误的情感真正放手，那么受到束缚的心灵就会得到真正的解脱。

如果我们不懂得放弃，也就不会珍惜身边美好的事物，最终往往会一无所有。因此，我们只有在执著中学会适当地放弃，凡事不要过于勉强，那么我们就能在不经意间找到真正属于自己的美好事物。

人们只有准确地判断出那些错误的、不属于自己的事物，并且能勇敢地将其放弃，这才能拥有幸福、快乐的生活。从这个角度上讲，那些知道取舍的人就是人们学习的榜样。

事实上，在生活中、在事业上或者爱情里有很多东西需要自己去识别，去判断，遇到错误的事物就要勇敢地加以放弃，如此才能得到更好的发展。如果我们一味姑息，那么错误就很可能挡住自己的视野。而视野一旦被错误的事物占满，又如何捕捉正确呢？

所以，对每个人而言，不固执己见，不墨守成规，勇敢地放弃那些错的，唯有如此，才能和对的相逢。

放下才能更好地拿起

在生活中，烦恼无处不在，无时不在。事实上，人之所以会拥有大量的烦恼，很大程度上是源于各种非分的欲望。各种各样的欲望使得人们总是急功近利，总想要一夜成名，抑或是一夜暴富，原本纯净的心灵因此蒙上了一层层挥之不去的阴影，而随之而来的便是数不尽的痛苦和烦恼。

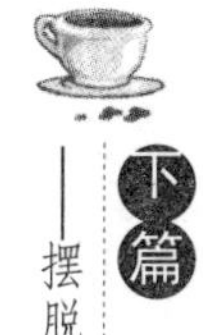

当人们在追名逐利的路上颠簸前行的时候，为什么不放慢自己那疲惫的步伐，将多余的负担卸下，从而轻装前进呢？须知只有适时放下不必要的负担，人们才能够获得更多。对于所有人来说，人生都是短暂的。在这有限的生命历程中，我们更应该讲究点“活法”，活得太累，总是有无谓的烦恼，这又何必呢？

其实，人之所以感觉活得太累，就是由于心累导致的。迭遭挫折根本用不着夙夜忧叹，要知道一帆风顺的人生根本就不存在于现实中；屡屡得不到提拔，时时愤懑更没必要，因为将来还有的是时间以及表现的机会；经商创业没有起色，看到别人发大财，也不必

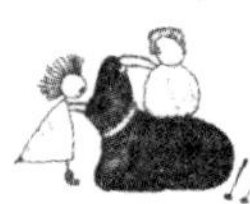

分外眼红，因为这只会让自己的健康受损，努力把自己的事情干好就行了。

生命仅有一次，因此人们更应该活得舒心、高兴、潇洒，一味地争强好胜、贪婪只会让自己变为生活的奴隶。财富再多，权势再高，又有何意义，有何乐趣呢？

外面的世界充斥了各种各样的诱惑，心中总有着那些非分的欲望，心灵想要保持纯净也是不可得的，只能是变得愈加沉重。在人们追求功名富贵之时，适时将心中的杂念俗事放下，听一听智者的教导，疲惫之心或许就能焕发出新的生机。

有一位道德高深的僧人在寺庙里清修。一天，有个人拿着两只花瓶前往寺庙去拜见高僧，想要向他请教。高僧见到他后，说："放下！"那个人听完，就把一只花瓶放在了地上。高僧再次说道："放下！"那个人又把另一只花瓶也放在了地上。

接着，高僧又说道："放下！"那个人有些不解，便向高僧询问："师傅，我已经将两只花瓶都放下了，现在两手空空如也，您到底是让我放下什么呢？"

高僧缓缓说道："我想让你放下的本不是手上的那两只花瓶，而是你心中的那些杂念。俗世的杂念已经充斥了你的心灵，只有放下这些东西，你才能摆脱生活的羁縻，才能理解生活的真谛，也才能活出真正的自我……放下说起来容易，但做起来却十分困难。一旦你拥有了权势，就放不下权势；有了金钱，就放不下财富；有了贪欲，就放不下欲望；有了嫉妒，就放不下嫉妒。在这个俗世上，又有几人能够真真正正地做到‘放下’呢?”

高僧说得不错，对于很多人来说，放下手中的花瓶很容易，然而要放下心中的那些欲念却并不那么简单。因此在生活中，我们总会看到一些人活得逍遥闲适，而又有一些人却活得压抑痛苦。原因就是由于前者拿得起，放得下；而后者虽然拿得起，却不懂得放下。

因此说，人生最重要的就是要明白拿起与放下的道理。唯有如此，我们才能够让自己的生活变得轻松自在，让自己的幸福变得长远。

在人们在踌躇满志之时，应当“拿得起”；而当人们遭遇挫折或者困厄之时，就应当“放得下”。宋朝著名思想家、改革家范仲淹曾说过“不以物喜，不以己悲”，当人们的心中也有了这样一种心境之时，就能看淡功名利禄与荣辱得失，也就能轻而易举做到“放得下”了。

吉米曾经在体育赛场上得过不少冠军。然而，当他还处在事业巅峰时，却突然宣布退役，而那时他还不到30岁。他的这一突如其来的决定令很多人大惑不解，以为他是出现了什么问题，朋友们都替他感到惋惜。

其实，吉米早已感觉到自己体育生涯的巅峰状态已经不会再出现了，而以前那种强烈的求胜欲望也在快速地衰减。在此情况下，他才主动宣布退役，转而当上了职业教练。

吉米的决定虽然有无奈的成分，然而从长远来看，这确是一

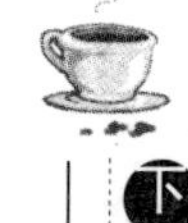

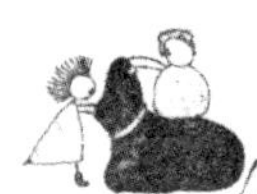

种更有益处、更有发展的选择。因为他在自己职业生涯的巅峰期选择退役，让人们记住的永远是那傲视群雄、摘取桂冠时的雄姿。

在竞争激烈的体育赛场上，没有永远的冠军。事业巅峰时，选择激流勇退，对吉米来说是十分明智的，因为教练生涯对他的长远发展更有益处。

不要在意曾经失去的荣誉和地位，那些只是代表了你曾经取得的成就。要知道一扇窗户关闭了，必然会有另一扇门为你打开。事业做到一定的程度，适可而止，将那些多余的负担卸下，如此才能更加灵活地应付复杂的事情，而收获的也才能愈来愈多。

在人生的路途上，当人们背负的负担过重，自身的心灵深受羁绊之时，就要学会放慢自己的脚步，梳理一下自己的心灵，适时地放下多余的负载，如此才能不为世事所累，也才能够掌握当下的幸福。

努力改变不如尝试着接受

在这个纷繁芜杂的世界里，人来人往，出现是非，出现磕绊，总是难以避免的，也是人在一生中都要面对并加以解决的。

在现实生活中，物价上涨、经济困难、人际关系紧张、前途渺茫等一系列矛盾与困难，压得人喘不过气来。面对这些负面的重压，一味地回避躲闪行不通，埋怨牢骚自然也是无济于事。对外界事物诅咒、谩骂不仅不能起到任何积极有效的作用，反而给自己疲惫的身心增添无尽的负担。

这个时候，我们倒不如冷静下来，细心观察生活，以乐观的态度去体味生活中的酸甜苦辣。虽然一些事情让人们产生疑惑、不解、怒气，甚至悲观失望，然而愤世嫉俗的态度不会让事态发展的轨迹得以改变，更不会使原本紧张的关系得到缓和。

因此，当我们无法改变事物之时，何不尝试着去适应事情的发展，在适应的过程中去慢慢发现并掌握改造的契机。海中的蚌就是由于包容了侵入其肌体的沙子，才能够创造出漂亮的珍珠。因此，人们与其费尽心力去排解那些挥之不去的负面事物，还不如主动去接纳、去包容、去调和外界不同的事物。

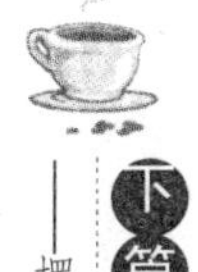

玛丽一家世代均是以采珠为生。后来，当她即将远赴异域、离开家乡之时，玛丽的母亲送给她一颗珍珠，然后郑重地对她说道：

“当工人将一些沙子放进蚌的壳内的时候，蚌起初感觉十分不舒服，然而它又难以将沙子吐出去，于是，蚌就必须要面临两个不同的选择：其一是不停地抱怨，这样只能使得自己的日子愈加糟糕；其二就是想办法同化这粒沙子，从而使它能够跟自己和平共处。

“最后，蚌选择了与沙子和平相处。然后，它开始利用自己身体里的一部分养分去包裹沙子。一旦沙子裹上了蚌的外衣，蚌便将沙子当成了自己的一部分，不再对它产生排斥了。

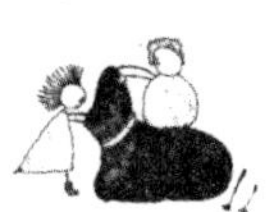

“慢慢地，沙子裹上的蚌的养分越来越多，蚌就把沙子当成了自己，因而也就更能平心静气地与沙子相处了。但是，沙子要不断磨着硌着蚌的肌体，这使得蚌要在痛苦与挣扎中生活。最终，粗糙的沙子变成了一颗晶莹闪亮的珍珠。因此说，一只包容苦难的蚌，虽然受了点伤，但还是变成了一只高贵的蚌。”

玛丽母亲说的虽然是蚌，实则蕴含着人生的大道理。并不是每一个蚌里都会含着圆润的珍珠，珍珠之所以如此稀缺珍贵，是因为它是蚌用自己的眼泪包裹、用血肉打磨的一粒细砂。蚌用自己柔弱的身躯包容并改变着那粒沙子，最终使得它成为了自己身体里最美好、最富含精华的一部分。

蚌是如此，人生亦然。在生命历程中，人们也会经历苦难，但这并不可怕，只要我们含有包容之心，那么再大的苦难也能变成美丽的点缀。实际上，每个人的心中都有一粒沙，这粒沙在不停地折磨着那疲惫的生命，关键是要看人们如何来应对。

纵观历史，每个事业上成功的人基本上都是懂得包容的人。他们就如同历史海洋中的蚌一样，虽然痛过，但最终是快乐的。

在生活中，人们总会遭遇不尽如人意的人和事，敌视、冷漠、嫉妒、狭隘、算计以及挫败等。如若我们感受到来自外界对自己的负面情绪，那么该如何应对、如何调整呢？如果我们无法去改变外界事物对我们的影响，不如深深吸一口气，接纳这一切，包容这一切，最终这些矛盾或许就能自然而然解开。

唐代著名高僧寒山曾对拾得说：“世间谤我、欺我、辱我、笑我、轻我、贱我、恶我、骗我，如何处置乎？”

拾得回答道：“只是忍他、让他、由他、避他、耐他、敬他、不要理他，再待几年，你且看他。”

俗话说：退一步海阔天空，让三分心平气和。世人的诽谤、侮辱、嘲笑虽然会使我们感到气愤，但假如我们针锋相对，那么就会是像对那些绊倒我们的石头生气一样愚蠢。最明智的做法就是不要总想着改变它们，有时要像拾得禅师说的那样遇事退让几分，然后再尝试着去适应它们。

盖里·史宾斯曾说：“如果你想赢得爱与尊重，就要用宽容的心对待别人。彼此之间是适应而不是改变。”当人们遭遇不友好、冷漠、不信任、嫉妒、狭隘、斤斤计较、挫败等负面因素时，我们不妨改变那些可以改变的，接受那些不能改变的，让包容化解人际关系中的僵局，浇灭愤怒之火，驱散心灵中的阴霾，如此我们就能享受和谐的温暖以及生活的愉悦。

我们既然已经承受了生命之重，就应该去有勇气和胸怀去包容生命中所遭受的挫折与暗淡。如果希望赢得别人的敬爱与尊重，就需要用一颗包容的心去对待别人。其实，人与人之间更重要的在于适应，而不是改变。因此，请让包容将心灵中的阴霾驱散，让我们能够在包容中享受和谐的温暖以及生活的快乐。

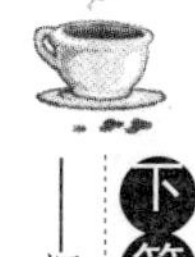

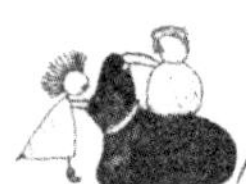

想内心快乐就要换一种思维

作为地球上最高级的智慧生命，人类具有着无比强大的想象力以及创造力。但是，当人们积极追求功名富贵的时候，一旦遭遇挫折，往往是选择用坚强和进取来应对，很少想过退让或者重新选择，导致钻进一条思想死胡同里，毫无回旋的余地。

身处迷途而不知返，这是一种执著，也是一种悲哀。实际上，人们只要以包容之心去面对，换一种思维方式思考，或许就能发现很多人都忽略的契机，从而获得新的认识与体验。

有一个金矿久负盛名，每年都会有大量的淘金者来此淘金。但是，人们长期大量的采挖，使得黄金的储量逐年减少。而且，那些淘金者要想到达金矿，必须渡过一条水流湍急的大河。但即使这样，每天依旧会有几千人在黄金的诱惑下，冒险渡河。

后来，有位执著的淘金者，同样经历了无数次的无功而返。有一天，他望着湍急的河水，忽然想道："这里每天既然有这么多淘金者急于过河，我为什么不搞个轮渡，接送他们呢？"

于是，他购买了一艘客轮，专门用来接送数以千计梦想发财的淘金者。他还在轮渡上做起了外卖，此举不仅令那些淘金者不必冒险涉水，也不用再去啃冰冷的干粮。最终，这个人成为了当地非常有名的富翁。

那些淘金者的眼中只有金矿与财富，他们自然不会计较微不足道的摆渡钱，因此才成就了摆渡人的火暴生意。在那些执著的淘金者中，大部分会是空手而归，然而又有几个人会用包容的心态去面对自己的挫败，又有几人会换个角度去思考，从而获得新的成功与快乐呢？

在现实生活中，总有些人一边抱怨自己的人生之路越走越窄，没有一丝成功的希望；而另一面却又不思改变，还在墨守成规，在习惯的老路上继续前行，始终用错误的生存方式生活。

其实，当我们面对生活中的很多问题无所适从之时，为何不能换一种思维方式去思考？在智者的眼里，困境不会禁锢灵动的内心，反而会成为一个潜在的机遇，只是有些人没有想过罢了。

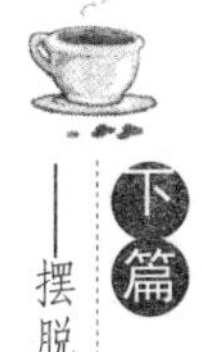

小张受公司委派去日本出差，他搭乘了从大阪开往东京的新干线。当快到新横滨时，铁路的转辙器突然发生了故障，列车不得不停驶。接着，列车长在车内向所有旅客广播道：“各位旅客，对不起，由于铁路发生突发故障，需要暂停20分钟左右，请各位旅客稍候，谢谢！”

小张属于急性子的人，在电车停驶的20分钟时间内，他一直处于烦躁不安之中。对他而言，这次等待的时间远远超过20分钟。而且20分钟过去后，都快30分钟了，电车却没有一点要发动的迹象，小张更加焦躁不安，这时车内又再次响起了广播：“很抱歉，请大家再稍等一会儿。”

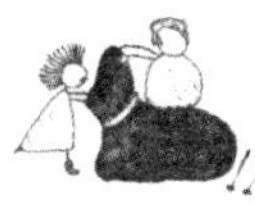

这个时候，一直处于焦躁不安之中的小张开始慢慢平静下来，他想故障修理估计很费工夫吧，还不知道列车什么时候才能修好。他觉得自己这样焦躁也是无济于事，还不如找些其他的事情来打发时间。

于是，他开始翻阅手头的客户资料。虽然车内有很多乘客焦急地来回走动，还不停地向车长询问一些事情，然而却始终没有影响到小张的阅读。

人们预计列车会延迟20分钟，到最后变成了3个小时。而当小张抵达东京的时候，他也差不多看完了关于客户资料的详细介绍，从中受益良多，并给即将开始的谈判带来了益处。

假如火车准时到达东京，小张也许就难以抽出更多的时间来了解客户的资料，也就不会取得谈判的成功；假如小张没有及时换个角度看待问题，那么在这3个小时的时间里，他除了像其他乘客一样焦躁不安外，恐怕就不会额外的收获。

实际上，每个人都会遇到让自己烦恼或者苦闷的事情，这个时候，只要像小张一样稍微改变一下自己看问题的角度，用自己那颗包容之心去体悟通达，在机锋处一转一破，就能够将所有烦恼与困苦巧妙地变成幸福和快乐，就可以破愚为明、转痴为悟了。

当我们遭遇一时的挫折时，当不幸降临到我们的头上的时候，这并不意味着路已经没有了，而是在提醒我们该换个角度思考问题了，尝试着改换一下自己的思路，事情往往就能够豁然开朗，柳暗花明。

当鲁班的手指被草叶的边缘划破的时候，他并未因此而气恼，因为他想出了锯子的雏形；当牛顿被树上的苹果砸到的时候，他感到的不只是疼痛，还从苹果下落的现象中总结出了“万有引力定律”；伽利略抛弃了常人惯用的思维，因此才让人们看到了两个大小不同的铜球从比萨斜塔上同时落地的现象；诗人转变一种思维，便能从严冬中看出暖意，从淫雨霏霏中看到晴空朗日。所以说，适时地换一种思维，以包容之心去面对不断出现的困境，即使自己身处沙漠，心目中仍旧充满绿洲。

假如你感觉不到快乐，感觉自己生活在痛苦之中，就请用包容的心去容忍他人的错误吧，转变一下自身思维的角度，或许就能获得新的希望、新的快乐。

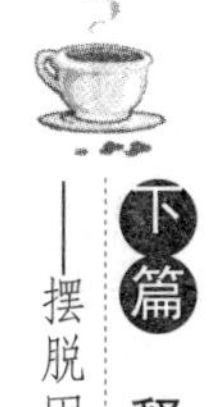

包容就等于尊重

社会中本就充满了竞争与隔膜，在与他人交往的过程中，出现一些摩擦与矛盾是不可避免的。然而，假如所有事情都去计较一番，那么最终不仅不会消除矛盾，往往还会带来更大的敌意。此时，如果人们能用一颗包容的心去化解这些矛盾，自己的人际关系就能得到改善，从而重新获得他人的友善与尊重。

古人告诫道：不责人小过，不发人隐私，不念人旧恶，三者可以养德，亦可以远害。而实际上，现实中的我们却常常会因为鸡毛蒜皮的一点小事，无关痛痒的话，就反目成仇；朋友之间由于一些闲话唇枪舌剑，最终形同陌路；邻里之间由于一些小纠纷导致相互埋怨，直至老死不相往来；夫妻之间由于不值一提的琐事竟然大打出手，最后劳燕分飞，如此等等，不一而足。

等平静下来，细细思量，这些不如人意的事情不都是我们自己自导自演出来的吗？在矛盾面前，我们意气用事，针锋相对，无尽无休，直到出现两败俱伤的局面。发顿脾气，出口气的确不费吹灰之力，但是我们却为此付出了巨大的代价，最终失去了尊重、友谊、信任，甚至机会。事实上，很多小事往往就是由于人的心理跨越过了一道界线，从而演变出了各种不愿看到的悲剧，而那道界线便是包容。

我们只有心存包容，在面对他人的纠缠和挑剔时，能给予谅解、宽容的人，才能成就他人，提升自己。

有位小有名气的女钢琴家，从小对诸事就分外挑剔。有一回，她去国外参加一项重大钢琴比赛。这次比赛的规格十分高，听众与参赛选手也很多，此次比赛的评委也都是极有权威的大家。但是，这位不到10岁的小姑娘上台的时候，觉得琴凳不合适，要求另换一个。

在众人的注目下，如果有一个评委对她延误时间不满而制止的话，她的演奏就会以失败告终。所幸，评委们对她的挑剔均包容了，给她换了一个琴凳。结果，这位挑剔的小姑娘的演出获得了极大的成功。

在上面这个故事里，这个颇有才华的小姑娘虽然有些挑剔，然而评委与观众的包容在维护她的自尊的同时，还让人们观赏到了一场技艺精湛的演出，更重要的是使得她获得了巨大的成功。

包容是一种为人处世的艺术，也是一种处理人际关系的超凡智慧，它将友爱、谅解完美地凝结在一点。我们与家人、朋友、同事、陌生人在接触或交往的过程中，摩擦与冲突在所难免，倘若不是原则性的问题，不妨主动退让一些，多谅解一点，不要去过分计较个人的得失，如此就能够避免矛盾的产生与激化，从而保持人际关系的和谐融洽。

在当下社会，拥有包容之心就显得尤为重要。睚眦必报只能让自己的路越走越窄，而包容能融洽人际关系，加深人们的情感交流，使人恢复真性情。

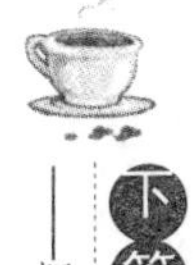

美国前总统克林顿的妻子希拉里出版了她的自传之后，一位脱口秀主持人如此评价希拉里的书："她的书不可能卖得好，我敢打赌，如果超过 100 万本，我就把鞋子吃下去。"不过，不巧的是，上天偏偏跟这个把话说绝的人开了个玩笑，希拉里的自传很快就卖出了 100 万本。结果可想而知，轮到那个主持人兑现诺言了。

幸运的是，这个口无遮拦的主持人最后吃的不是一般的鞋子，而是希拉里特意为他定做的鞋子形状的蛋糕。这个蛋糕味道不错，原因就是它里面加了一种特殊的调料——包容。

当时，希拉里身为美国第一夫人，面对那个主持人的嘲讽，没有给予他猛烈的抨击抑或是等着看他吃鞋子，而通过这种幽默包容的方式巧妙地化解了这场矛盾。由此，希拉里获得了更多人的尊敬与爱戴。

面对他人的毫无顾忌的嘲讽，希拉里用一颗包容的心去对待，巧妙地化解了这场矛盾，从而赢得了美国人民的尊重与敬佩。实际上，在我们的生活中，那些不顺心的事情是难以避免的，假如只是一味地斤斤计较，必定会使得矛盾不断激化，最终一发而不可收拾。因此，学会包容，于人于己都是非常有益处的。

对此，作家余秋雨就曾说过："过度的争逐是一种貌似清醒的迷失。清醒在争逐的意志力和权术上，迷失在对自己生命的控制力和人生的终极目标上。有的当事人在争逐中节节胜利，而实际上却陷入了一个越缠越深的魔圈，培植了一大串仇恨，绷足了防范的警觉，欠下了无数笔情，留下了一大堆许诺，怎么也解脱不了，直到生命终结。"

然而，包容也不是毫无原则、一味地退让，这需要在坚持自己做人做事原则的同时，顾及他人的面子，谅解别人的难处，如此才能取得双赢的结局。

总之，不管何时何地，包容都可以带来平顺、和谐、温馨的氛围，而针锋相对只能给自己和别人带来烦恼与痛苦。学会包容，学会尊重，人们的心境才会趋于平和，人们的生活也才会愈加幸福。

包容让心理更加健康

每个人都想要自己的生命之树能够永葆常青，都想要自己拥有巨大的幸福与快乐。那么，我们要如何才能拥有这些呢？其实方法很多，但其中重要的一点便是要怀有包容之心，从容大度地为人处世。

包容不仅是人类崇尚的一种品德，它更可以让人们拥有舒畅的心情，淡定的心态，健康的身体。

同时，科学家通过研究还发现，心胸豁达、包容他人的人比那些不太包容的人血压低得多。这就表明，在日常生活中，那些对他人包容大度的人有着健康的心态，而那些总是敌视他人、心胸狭隘的人则很容易出现健康问题，也非常容易患上高血压、心脏病等疾病。

在此项研究中，人们曾经对100多名大学生进行了调查，调查的内容包括：假如有人背叛了他们，他们会做出什么反应，以及他们对包容的态度等。在研究期间和之后的时间里，研究人员又对这些大学生进行了包括血压和心跳在内的几项健康指标的测试。

测试结果表明，受试者是不是属于宽容那一类的人，大体上能够从其血压状况直接看出来。心胸较为狭隘的受试者一般血压会比

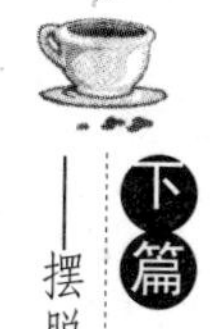

较高，有时即便是在卧床的情况下血压仍旧很高，而那些有包容之心的人的血压则相对较低。由此可见，心胸豁达更有益于人的健康。

此外，专家通过研究还得到证实：负面心理十分有损人类的健康，比如心脏病、高血压、胃溃疡等疾病就是因为长期积怨以及过度紧张导致的。

曾经有一位容貌姣好的女影星，经过一次失恋后，怨恨以及报复的心态便充斥了她的内心，她的面孔也逐渐变得异常僵硬而多皱。之后，她找到一位最有名的化妆师为她美容。

这位化妆师在了解她的心理状况后，诚恳地告诉她："你假如自己不消除心中的怨愤，那么全世界任何一位化妆师也难以让你的容貌重现昔日的光彩。"

后来，她听从了化妆师的建议，不再怨恨他人，而是心怀宽容，她的容貌因此也慢慢变好了。

曾经有一位心理学家说过：人类要开拓健康之坦途，首先要学会宽容。因此，用善良和宽容代替那些愤恨与仇怨，于人于己都有益，何乐而不为呢？

人生的道路不会是一帆风顺的，我们在生活中经常会遇到挫折、困难，负面的因素或多或少能影响到我们的情绪。虽然我们无权去干预他人的决策，但是有权控制自己的情绪。在遇到这些事之时，只要我们用宽厚的心态去对待，一切自然会感到顺畅。但是，如果人们不肯宽容他人，那就只能拿怨恨来折磨自己，内心的愤恨与沮丧就会破坏自己的身心健康。

有一次，一位女士找到医生说："我现在身上痒得要命，要怎么办才能止住痒呢?"医生听后，吃惊地问她："为什么会觉得身上痒呢?"

于是，她告诉医生她父母的遗产是由她的姐姐分配执行的，然而后来她姐姐却没有把她应得的大部分财产分给她，因此她非常怨恨自己的姐姐，只要是一想起姐姐，她浑身就会发痒。

医生在了解了事情的经过之后，便对这位女士说只要能使她排解掉那些愤恨，她的"怪病"就能被治好。医生还警告她说，假如再不改掉这种负面的想法，那么她会痒到精神崩溃。

这位女士接受了医生的建议，便开始调控自己的情绪，并原谅了姐姐。当内心的愤怒逐渐熄灭的时候，她的痒病也逐渐减少发作了，直至最终痊愈。

同时，令人感到意外的是，这位女士自身态度的转变，还影响到了她那贪婪的姐姐，最后，她姐姐也补给了她一些钱。从此，两个人都感到非常满意。

这位女士之所以会出现"怪病"，根源还在于其内心的愤恨。而一旦包容一切，排解掉所有不良的情绪，那么她的痒病不仅痊愈，还拥有了一个健康的心理环境。因此说，包容是维持心理健康的一剂良药。

包容不需要投资，只需要人们不断去经营这个保持心理健康的"维生素"。世界著名的长寿学者胡弗兰德说："在一切对人不

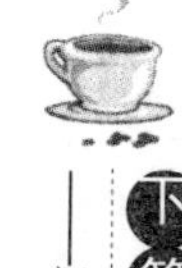

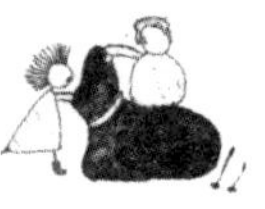

利的因素中，最能使人短寿的、夭亡的，是不好的情绪和恶劣的心境。”

总之，包容不仅能给人们带来宁静和安定，还能给人们带来健康与幸福。因此，人们应该时刻注重对自身心理的护养，心理健康就是人们最大的福祉。

心境宽和才能充满喜悦

古语有云：宽厚留有余地步，和平养无限天机。时至今日，这句话依旧值得身处名利场的人们细细品味。“宽厚”和“和平”都是指人们要有宽广的心胸，平和的心境，如此方能有回旋的余地以及无限的机会。

心境平和体现出来的是一种心性的修养，是一种道德的修养，同时也是一种不可或缺的处世哲学。生活在纷繁芜杂的世界里，每一个人都会感到苦闷、困惑、烦忧，抑或是委屈。

实际上，世界上没有过不了的河，更没有解不开的心结。当烦恼来临的时候，当人们与同事、家人发生矛盾的时候，当人们不顺心、不如意的时候，尝试着以平和的心态来看待矛盾，以宽广的心胸来将心中的怨恨排除掉，以喜悦的心去看待每一个人和每一件事，如此人们的内心才能充满愉快的音符。

慧宗是唐代著名的高僧，他酷爱兰花，因此平时在弘法讲经之余，常常会花费大量时间栽种兰花。一天，他要去外地弘法讲经，临行前一再吩咐弟子要看护好那些兰花。在他外出讲经的时间里，弟子们都十分细心地照看着兰花。但是，一天深夜，忽然狂风大作，暴雨倾盆而下，弟子们因为一时疏忽，竟然将兰花遗忘在了户外。次日清晨，弟子们看到的是倾倒的花架、破碎的花盆以及憔悴的兰花，均万分后悔。

后来，慧宗禅师回到寺庙，弟子们都忐忑不安地上前迎候，准备接受禅师的责罚。没想到，慧宗禅师在得悉事情的原委后，居然泰然自若，神情仍旧平静安详。

他对弟子们安慰道："我之所以种兰花，其一是希望用来供佛，其二是为了美化这寺庙的环境，不是为了生气才种兰花的。"

禅师的话虽然平淡无奇，但却让在场的弟子们肃然起敬，感动万分……

慧宗禅师虽然喜欢兰花，然而他的心中却没有兰花这个挂碍。因此，他心中的喜怒不会因为兰花的得失而受到影响。而且，对于无法改变的事实，生气也是毫无用处，那何必还要用生气扰乱了心情呢？"猝然临之而不惊，无故加之而不怒"，仔细感悟心灵的宽和与平静，人们的内心才会充满喜悦

胡适说："世界上最可恶的事莫如一张生气的脸，世界上最下流的事莫如把生气的脸摆给别人看，这比打骂更难受。"此话确实不错，当别人向你摆出一副难看的脸色时，如果你"以牙还

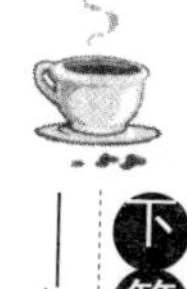

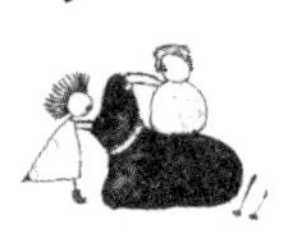

牙”，虽然解了气，挽回了一些颜面，但此时你其实也充当了一回“干了世界上最下流的事”的角色。反之，假如你能多一点退让与宽和，让摆脸色者为自己的狭隘、龌龊、暴戾自讨没趣，自损形象，最后你的心灵会愈加安定，也会获得多数人的尊重。

其实，人只要能尽可能地来完善自己，以宽和的心态待人处世，那么我们的内心定然就会充满喜悦，就会拥有一个平静从容的生活，我们自己也会活得更加轻松、更加洒脱。

包容让自己的人生更加宽广

如同要经历幸福与快乐，每个人在自己的人生历程中也会经历痛苦与失败。失败一次，便对人生多一些领悟；受挫一次，便对生活多一些历练：磨难一次，便对成功多一些理解。因此说，幸福与快乐是人们生命中的重要一部分，而痛苦与失败同样是不可或缺的一环。

实际上，生活就如同一条船，船上有幸福，也有忧愁；有快乐，也有痛苦，而包容就如同大海一般，包容心越强，大海便越深越广，生命之舟也才能更加灵动自如。

英国著名的劳埃德保险公司曾经从拍卖市场上买下了一艘颇有传奇色彩的船。这艘于1894年下水的船在大西洋上曾被风暴扭断

桅杆207次，遭遇冰山138次，触礁116次，起火13次，但是它却从没有沉没过。

这艘船传奇的经历以及在保费方面所带来的可观收益，使得劳埃德保险公司最后决定从荷兰买回这艘船，然后捐赠给了国家，并将这艘船停泊在了英国萨伦港的国家船舶博物馆里。

但是，真正让这艘历经磨难的船出名的却是一名律师。当时，这名律师刚刚打输了一场官司，他的委托人由于败诉而开枪自杀。虽然这不是他第一次失败的辩护，也不是他遇到的第一例自杀事件，然而一想起这件事情，他总有一种深深的负罪感，不知该怎样来安慰那些遭受了失败与不幸的人。

后来，他来到萨伦船舶博物馆，看到了这艘船，突然产生了"为什么不让其他人来参观参观这艘船"的想法。于是，他搜集了这艘船的历史与照片，并将它们一起挂在他的律师事务所里。此后，每当委托人请他去进行法律辩护时，不管输赢，他都建议他们去看看这艘船。

在大海上航行的船多少都会出现一些损伤，同样，我们的生活也不可能永远一帆风顺，出现或大或小的问题是不可避免的，悲伤、挫折与失败都是必然要经历的过程。关键是人们学会包容，不要放弃，那样我们的人生才会越来越宽广，生命之舟也才能成功抵达终点。

俗话说：眼因流多泪水而愈益清明，心因饱经忧患而愈益温厚！当人们经历失败与痛苦，遭遇挫折与不幸之时，一味地抱怨上

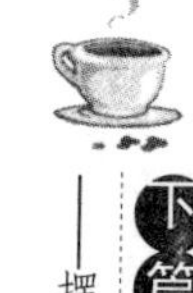

苍对我们不公平毫无意义，而将这些挫折与失败转化为我们迈向成功的动力才是有益的。

1832年，林肯失业后，十分伤心。于是，他决心改行做政治家，然而他在竞选中又失败了。在一年的时间里遭受两次沉重的打击，这对他来说无疑是非常痛苦的。

之后，林肯计划自己开办企业，但是不到一年，他创办的企业又倒闭了。在以后的17年中，他为了偿还企业倒闭时所欠的债务，又不得不到处奔波，真可谓历尽了万般磨难。

1835年，林肯的未婚妻在距离结婚还有几个月的时候不幸去世。林肯精神上因此而受到了重大的打击。随后，心力交瘁的林肯竟然数月卧床不起。

1838年，林肯决定再次竞选州议会议长，但他又失败了。5年以后，林肯又尝试竞选美国国会议员，但他这次依旧没有成功。

林肯一次次地尝试，却一次次地遭遇失败：企业倒闭、情人去世、竞选失利。然而，林肯始终没有放弃。

1846年，他又一次参加竞选国会议员，这次终于如愿以偿。两年任期期满后，他决定争取连任。他觉得自己是一名非常出色的国会议员，相信选民会继续选他。但结果很遗憾，他落选了。

对此，林肯没有认输。他尝试了十多次，虽然仅仅成功了两次，但是他始终没有放弃自己的追求，一直坚持做自己生活的主宰。

1860年，林肯最终当选为美国总统，并取得为后世瞩目的政绩。

在众多的不幸与挫折面前，林肯没有选择退却，也没有逃跑，他始终坚持用一颗包容的心看待他所经历的挫折和失败，并以此为动力，坚持不懈，奋斗不息，最终他取得了成功，成为了美国历史上最伟大的总统之一。

面对接二连三的打击、伤痛与挫折，林肯可谓是饱经磨难，然而他始终不放弃，并以此为动力，不断鞭策自己，最终才会取得巨大的功绩。

实际上，那些成功者之所以成功，主要就是因为他们能够直面他们所经历的困难与挫折，并因此而更加努力。正确对待曾经的失败，包容遭遇的诸多挫折，那么危机就能变为转机，阴霾就会变成晴空万里。

在一家工厂里，有个工人在为生产书写纸做配方时，一不小心将配方弄错了，结果致使生产出来的纸全成为了废品。这名工人因此就被解雇了。

然而，这个工人并未灰心丧气，在如此巨大的挫折面前，他开始反思自己。在朋友的提醒下，他将这批废纸切成了小块，当成吸水纸拿到了市场上进行销售。没想到，这种吸水纸竟然深受顾客欢迎。最终，他就成为了一个百万富翁。

由此可见，经历挫折和失败并不可怕，可怕的是人们失去进取的信念，失去那一颗饱含包容的内心。倘若遭遇了挫折，就自暴自弃，就放弃了追求，就一蹶不振，那么上文中的那个工人也就不会取得后来的成功了。

总之，懂得包容挫折与失败，并将其作为新的出发点，生命之舟才能够劈波斩浪，驶向成功的彼岸，迎接我们那与众不同的人生。

包容是一种动人的情操

包容是一种崇高的境界。对所有人来说，包容他人虽然有些困难，但也不是难以办到的，最重要的是要看自己的心灵如何去选择。

对别人心存包容，我们才会有慈悲之心。如果人们能够理智地去面对仇怨，放弃那些不必要的怨愤，那么很多悲剧其实根本不会上演，人生也将会展现出别样的风采。

佛曰：一念境转。如果我们选择了仇恨，那么我们的人生就充斥着黑暗的阴影。相反，如果我们选择了包容，丢弃仇恨的包袱，那么对方在收获一份温暖与一丝光明的同时，我们自己也会收获一份心灵的感动。

阿尔瓦·古尔斯特兰德是瑞典著名的眼科专家，他曾获得过诺贝尔医学奖，在欧洲医学界可谓是声名远扬。他的父亲文诺·古尔斯特兰德同样也是一位非常有名气的眼科医生。

老文诺有一家开设在贫民区、规模不大的眼科诊所。同在贫民区的还有一家医院，这就是玛尔盖医院。老文诺行医济世，救治了大量穷苦百姓，同时他精湛的医术也使得欧洲各国的患者也常常慕名前来找老文诺看病。

但是时间一长，玛尔盖心里就十分不痛快了，因为老文诺的小诊所从玛尔盖医院抢走了大量的客源。于是，有人建议玛尔盖请老文诺到玛尔盖医院主持眼科，然而玛尔盖觉得文诺没有文凭，因此不留情面地将他拒之于门外，还奚落了他一番，这使得老文诺的内心十分气愤。他的儿子阿尔瓦在生气之余，发誓一定要干出一番成就来，以此来报复玛尔盖，替父亲好好出这口恶气。

两年之后，阿尔瓦凭借着优异的成绩考进了瑞典医学院。学成之后，他回到了父亲的小诊所，并继承了父亲的全部事业，然后和玛尔盖医院相互竞争起来。此后，阿尔瓦又通过自己的顽强努力，28岁就获得了博士学位，他的博士论文在斯德哥尔摩轰动一时。30岁的时候，阿尔瓦担任了斯德哥尔摩眼科诊所所长。

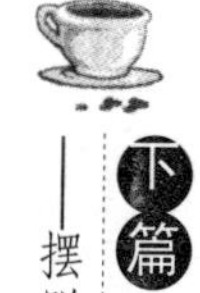

老文诺家族的诊所在阿尔瓦的经营下逐渐崛起，玛尔盖此时悔不当初把事情做得太过绝情，以致彼此之间的关系越闹越僵。就在这个时候，玛尔盖家的小女儿芬妮患上了非常严重的眼疾，而他家医院里的眼科医生对此居然毫无办法。玛尔盖不得不出重金聘请北欧各国著名的眼科专家前来诊治，然而没有一个人能够治得了芬妮的眼病。

两块黑色的云翳散布在芬妮的瞳孔上，只要动手术就有可能导致失明，但不动手术的话就意味着她从此就要过着暗无天日的生活。玛尔盖绝望了。后来，坚强的芬妮建议请阿尔瓦·古尔斯特兰德为自己治疗眼病。

善良的阿尔瓦没有因为前嫌而袖手旁观，他最终答应了玛尔盖的请求。像对其他病人一样，他为芬妮做手术，最终取得了巨大的成功。

在这个故事里，阿尔瓦是以自己实际的行动展现了包容的力量。他忘记了别人施加给自己和父亲的歧视与冷遇，没有冷眼旁观，而是以德报怨，用平和的心态治好了芬妮的眼病，这份涵养与胸襟也是旁人难以企及的，这就是令人感动的包容的力量。

其实，包容可以让人忘掉他人给予自己的伤害，也能让人从恶转善，在心灵的洗礼中再次重新认识自己。

一个人纵火烧死十多个人，因而被判了死刑。这个犯人原本毫无悔改之意，但由于意外接到被害人亲属的一封信，自此之后对人生有了一个全新的认识，他决心让自己在剩余不多的时间里重新焕发光彩。

这封信是这样写的："在法院出庭时，当其他人恨你恨得咬牙切齿时，我却流淌着眼泪，我在祈祷，祈求上帝给你一个悔过自新的机会……"

被害人亲属的这封信没有丝毫怨恨，有的只是鼓励，这使得凶残的死刑犯大为感动。他重新燃起了对生命的尊重，发誓要在有限的时间里忏悔自己，帮助别人。

这个故事让人在心中充满了无限的感动和宽慰。爱、包容、谅解永远存在于人们的心中。而一个能宽恕他人过错的人，其实也是世上最为解脱、最为快乐的人。

佛教说“善因会结善果，恶因会结恶果”。讲求包容，不是要人们纵容与包庇他人的过失，而是要通过包容以善心种慧根，以慧根结善果，以自己的包容之心来唤醒他人心中的关爱和悲悯。

对于那些心中充满慈悲的人来说，包容就是人间最动人的情操。

包容会让我们收获无穷

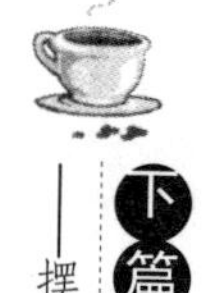

荀子说：“君子贤而能容罢，知而能容愚，博而能容浅，粹而能容杂。”它的意思是说君子贤明就能包容软弱无能的人，知识广博就能包容愚昧无知的人，博大精深就能包容浅薄的人，德行纯粹就能包容品行驳杂的人。由此可见，包容体现的不仅是一个人的修养，更体现了一个人的气度。

包容是人们获得成功的一个重要因素。历史上大凡能包容他人过错的人，就能做出一番大事业、大成就。试想一个就连仇敌都能容而后用的人，那还有什么容不下的呢？

包容能够获得他人的友谊与尊重。假如朋友间没有了包容，那么也就没有了友谊；假如团队没有了包容，也就难以使近者悦远者来，也得不到更多人的拥护。唯有付出包容，我们才能够获得

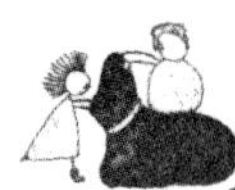

更多。

海尔集团的创始人张瑞敏就曾在书中写道："海尔应像海，唯有海能纳百川而不嫌其细流；容污浊且能净化为碧水。正如此，才有滚滚长江、浊浊黄河、涓涓细流，不惜百折千回，争先恐后，投奔而来。汇成碧波浩渺、万世不竭、无与伦比的壮观！一旦汇入海的大家庭中，每一分子便紧紧地凝聚在一起，不分彼此形成一个团结的整体，随着海的号令执著而又坚定不移地冲向同一个目标，即使粉身碎骨也在所不辞。因此，才有了大海摧枯拉朽的神奇。"

假如一个人缺少包容的气度，那么他的一生将会经历更多的艰难与困难，痛苦、失望会常常在他的身边徘徊。只有那些心怀包容的人，才会与人为善，在团结互助中做好工作。

小李刚刚晋升为公司的人力资源主管。他上任的第一件事就是要为公司企划部招聘一名设计师。招聘信息一打出，很快就有上百名求职者报名，经过了两轮严苛的测试之后，有三个人进入了最后一轮测试。

在最后一轮的测试中，公司老总要求这三位应聘者都必须评价一下自己和其他两人的作品，还要写出与之相关的评语。最终，那位给自己作品打70分、给两位对手分别打80分和90分的设计师最终成功了。

在小李看来，老总选那个设计师是看中了对方的谦虚。但是，老总却说他欣赏的是这位设计师的客观和宽容。从才气和专业知识角度来说，这位设计师在三位应聘者中的确不算是最优秀的，但是他能够从前两轮测试中顺利突围，这就说明他的专业知识已经过关了。第三轮测试的目的主要是测试一下应聘者认识自我的能力以及他是否公正与大度。那名设计师能客观地看待自己与他人的能力，知道欣赏对手，还能有一颗公平与公正的心，这就说明他胸襟宽阔，有包容之心。这是一种非常重要的素质，拥有这样的素质的设计师才会与人为善，取长补短，与他人团结协作，共同进步。对一个团队来说，这样的人才所起到的作用实际上远远大于一位孤芳自赏、骄傲自满的天才设计师。

不论是团队的领导者，还是团队的个体成员，只有彼此互相支持、尊重、配合，才能驱动整个团队用所有的智慧与力量去解决种种艰难险阻，如此才能为团队的成长增砖加瓦，也为自己的职场生涯打好基础。因此，那个给自己打 70 分的设计师才会成为最终的胜利者。

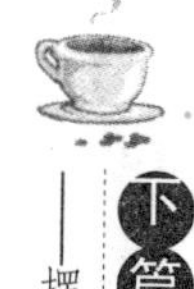

其实在生活中，每个人的情况不同，时间长了，难免会出现一些磕磕碰碰。但是只要是不违反原则，我们就应该求同存异，坦诚相见，多包容一些别人的过失，加深彼此之间的了解，在相互理解中增进彼此的感情。

总之，包容不仅是一种气度，更是一种现代社会必备素质。我们只有付出包容，才能收获无穷。